Dr. med. Sheila de Liz, geboren 1969 in New Jersey, ist im Alter von 15 Jahren nach Deutschland gekommen und hat in Mainz Medizin studiert. Seit 2006 arbeitet sie in ihrer eigenen Praxis für Gynäkologie und Geburtshilfe in Wiesbaden. Sie ist eine gefragte Expertin zu allen Themen rund um weibliche Gesundheit. Gemeinsam mit ihrem Team bietet sie außerdem Beratungen per Videocall an. Termine sind erhältlich über hormononlineklinik.de. 2019 erschien ihr Buch *Unverschämt. Alles über den fabelhaften weiblichen Körper*, 2020 folgte *Woman On Fire. Alles über die fabelhaften Wechseljahre* und 2022 *Girl on Fire. Alles über die «fabelhafte» Pubertät.* Alle Bücher wurden umgehend Bestseller.

Dr. med. Sheila de Liz

Endometriose –
Alles, was du wirklich wissen musst

Mit Illustrationen von
Luisa Stömer

Rowohlt
Taschenbuch Verlag

Originalausgabe
Veröffentlicht im Rowohlt Taschenbuch Verlag,
Hamburg, April 2024

Covergestaltung zero-media.net, München
Coverabbildung Gaby Gerster/Feinkorn
Innengestaltung Birgit Rohrbach, Hamburg
Satz aus der Scala Pro
bei Dörlemann Satz, Lemförde
Druck und Bindung CPI books GmbH, Leck
ISBN 978-3-499-01415-4

Inhalt

Vorwort

Liebe Leserin, folgendes Szenario kommt dir vielleicht bekannt vor: Du hast jeden Monat so schlimme Regelschmerzen, dass es dir regelrecht den Boden unter den Füßen wegreißt und du zu nichts mehr in der Lage bist. Eventuell kennst du diese Art von Schmerzen von deiner Mutter, die sagt, deine Oma hätte die auch schon gehabt, und sie daher als normal abtut («Da mussten wir alle durch»). Die Wärmflasche ist dein ständiges Accessoire, darf selbst im Urlaub nicht fehlen, ebenso wie Unmengen an Binden und Tampons. Während der Periode gleicht dein Bad eher einer Szene aus dem *Tatort* als einem stillen Örtchen, an dem man eben mal die Slipeinlage wechselt. Du versuchst, alle Ausflüge oder Kurzurlaube, ja eigentlich alles, was Spaß macht, um diese Zeit herumzuplanen, weil dann schlichtweg nichts mehr geht.

Möglicherweise quälen dich aber auch andere Schmerzen – diffuse, seltsame Schmerzen, die scheinbar unabhängig vom Zyklus kommen und gehen, sich mal wie ein Messerstich anfühlen und mal eher dumpf. Keine deiner Freundinnen kennt so etwas. Du hattest vielleicht mal den Verdacht auf eine Blinddarmreizung, eine Eierstockentzündung oder auch eine Geschlechtskrankheit, aber weder Antibiotika noch sonstige Schmerzmittel haben je wirklich geholfen.

Ein Arztbesuch – ach, was rede ich –, fast alle Arztbesuche sind schnelle Nummern, bei denen dir nicht wirklich zugehört wird oder du immer wieder zu neuen Ärzt:innen oder Untersuchungen geschickt wirst, bis du schließlich zu hören bekommst, dass es normal sei, als Frau immer mal wieder Schmerzen zu haben, und du vielleicht einfach sehr empfindlich seist (dich also anstellst).

Irgendwann dämmert dir, dass das alles nicht normal sein kann. Du fühlst dich mehr krank als gesund, und egal, was du machst oder nicht machst, nichts ändert etwas an dem nagenden Gefühl, dass etwas nicht stimmt.

Das Internet kann in so einem Fall Segen und Fluch zugleich sein, denn irgendwann findest du vielleicht das erste Mal eine mögliche Erklärung, einen Namen für das Ganze, ein Wort so fremd wie ein Alien-Planet: Endometriose – oder schlicht «Endo», wie betroffene Frauen es im Netz nennen. Ihre Geschichten sind zum Teil wie deine, zum Teil aber auch komplett anders. Manche werden einfach nicht schwanger oder erleiden häufig Fehlgeburten, andere haben seltsame Darmprobleme (das Wort «Reizdarm» fällt dabei oft), manche haben extreme Schmerzen beim Stuhlgang, andere beim Sex. Haben die anderen am Ende die «richtige» Endometriose, und du stellst dich vielleicht doch einfach nur an?

Ich bin Dr. Sheila de Liz, Gynäkologin und passionierte Frauen-Aufklärerin, und ich schreibe dieses Buch, um dich – ja, genau dich – abzuholen. Ich will, dass du weißt, dass du weder spinnst noch überempfindlich bist (damit meine ich nicht hochsensibel – Hochsensibilität ist eigentlich eine Super-Power und kein Fluch). Du hast einfach nur deine persönliche Endometriose-Variante, die irgendwo auf dem Spektrum liegt, und die gilt es kennenzulernen und zu verstehen. Wer mich kennt, weiß bereits: Ich duze alle, wenn ich schreibe, weil das hier kein typisches Ärztin-Patientin-Verhältnis sein soll, sondern eine echte Hilfe für dich, indem ich alles, was ich weiß, dir in einem Buch so vermittele, als würdest du bei mir in der Küche sitzen. Das ist keine typische Sprechstunde, denn hier habe ich für dich Zeit, meine Liebe. Und am Ende des Buchs sollst du das Gefühl haben: Jetzt weiß ich alles, was ich wissen muss.

Endometriose bedeutet – hier nur die Kurzfassung –, dass Gebärmutterschleimhautzellen außerhalb der Gebärmutter sitzen und dort ihr Unwesen treiben (die ausführliche Erklärung folgt im ersten Kapitel). *Wo* genau sie sitzen, *wie lange* sie dort schon sitzen und die Reaktion *deines* Körpers darauf bestimmen das individuelle Bild *deiner* Endometriose. Das ist der erste Schlüssel, den du benötigst zum Verständnis dieser – besser gesagt, deiner – Erkrankung.

Denn Endometriose ist eben nicht *eine* Krankheit, sondern es gibt ein breites Spektrum an Symptomen, die sehr individuell sind und diverse Organsysteme betreffen können. Aus ebendiesem Grund handelt es sich um eine wenig verstandene Krankheit, die oft übersehen wird. Die von der heutigen Kassenmedizin erzwungenen kurzen Sprechstunden erschweren uns Ärzt:innen noch dazu das Handwerk, sodass wir nicht nachhaken, wenn wir es eigentlich tun sollten. Und das sind nur ein paar der Gründe, warum es beschämende acht (!) Jahre im Durchschnitt dauert, bis eine Endometriose diagnostiziert wird.

Laut Statistik leiden 10 Prozent aller Frauen an Endometriose, was an sich schon krass ist. Ich würde die Zahl sogar noch höher ansetzen, denn oft fehlt eine Diagnose, da nicht jede Frau mit Endometriose zwangsläufig extrem darunter leidet. Natürlich will kein Arzt und keine Ärztin Endometriose übersehen oder verschlafen, nur fehlen uns oft die

Zeit und der Gesamtüberblick über alle Symptome, damit es auch «klick» macht.

Das Bewusstsein für Endometriose hat sich glücklicherweise in den letzten Jahren verbessert, und das – wie so viele grundlegende Veränderungen in der Welt – ging von den Frauen selbst aus, die nicht länger bereit waren, im stummen Kämmerlein zu leiden. Social Media, so zwiespältig diese Welt auch sein kann, wenn es um medizinische Selbstdiagnosen geht, hat viele Aktivistinnen hervorgebracht, die eine Art Graswurzelbewegung in Gang gesetzt haben, um die Awareness für Endometriose zu erhöhen. Viele Betroffene, die ich kenne, stehen mit ihren Sachkenntnissen einer Gynäkologin in nichts nach, was dem bedauerlichen Zustand zu verdanken ist, dass sie festgestellt haben, dass sie sich nur auf sich selbst verlassen können, da sie von medizinischer Seite jahrelang keine gescheite Hilfe erhalten haben.

Deshalb an alle Frauen, die als Teenager als «Weicheier», «Schuldrücker» oder «Spaßbremsen» bezeichnet wurden, weil sie immer wieder in der Schule, beim Sport oder bei Freizeitaktivitäten ausfallen mussten; an alle, die sich seit Jahren, zum Teil Jahrzehnten, quälen, belächelt und im Job benachteiligt werden; an all die Frauen, die sich wegen Schmerzen beim Sex weniger weiblich und damit weniger wert fühlen; an alle, für die der unerfüllte Kinderwunsch eine belastende Realität ist; an all diejenigen, die trotz Schmerzen versucht haben, irgendwie einen Kindergeburtstag auf die Beine zu stellen oder sonstigen Bedürfnissen anderer gerecht zu werden: Ich sehe euch. Ihr verdient tiefsten Respekt, und ich hoffe, euch mit diesem Buch den Schlüssel zu geben, damit in Zukunft wieder ihr selbst – und nicht länger die Endometriose – am Steuer sitzt und ihr endlich das Leben führen könnt, das ihr euch wünscht und verdient.

Eure

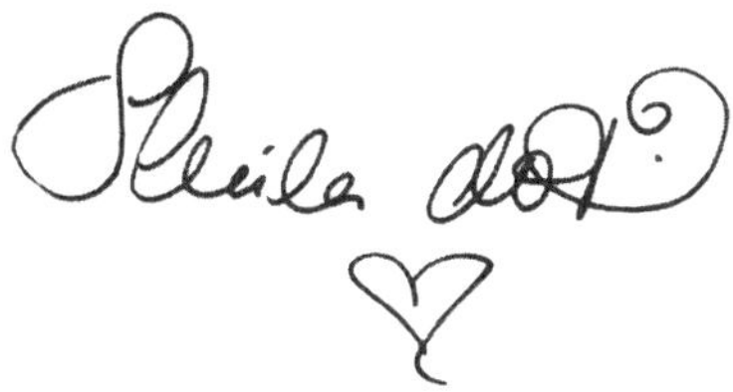

Nützliches, bevor wir beginnen

Ich habe dieses Buch so geschrieben, dass du alles darin vorfindest, was du wissen musst, um deine Endometriose gut in den Griff zu bekommen. Ich empfehle dir, dass du das Buch von vorne bis hinten durchliest, um alle Aspekte zu verstehen (wer aber lieber rumspringt oder gleich zu dem für sie gerade brennenden Thema kommen will, kann das natürlich auch tun). Über das Buch verteilt findest du

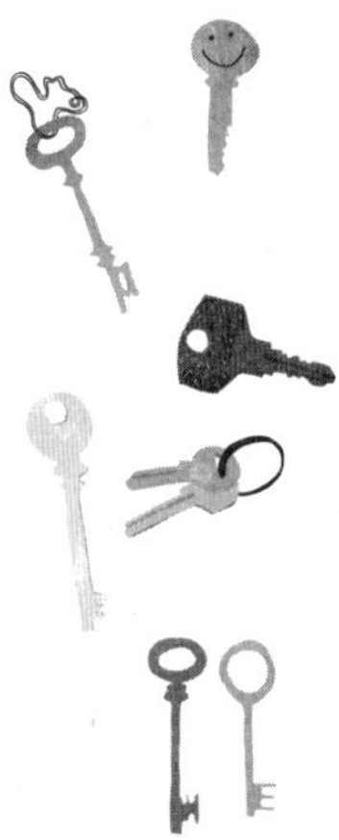

«Schlüsselkästen» mit einem Schlüsselsymbol, in denen alle wichtigen Facts über Endometriose zusammengefasst sind, damit du dir sozusagen dein eigenes «Schlüsselbund» zusammenstellen kannst, um deine Endometriose zu knacken. Natürlich erhebe ich keinen Anspruch auf Vollständigkeit, denn deine Endometriose-Erkrankung ist so individuell wie du selbst, und jeder Mensch entdeckt mit der Zeit eigene «Hacks», um mit einer chronischen Erkrankung, wie es die Endometriose nun mal ist, besser zu leben.

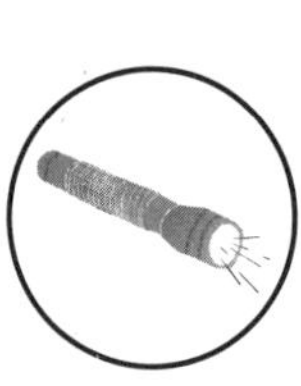

Neben den Schlüsseln findest du im Buch Taschenlampen-Symbole: Sie verweisen auf kleine Wissensschätze, die ich bei meinen Recherchen in fernen Ecken gefunden und ausgeleuchtet habe und die nicht unbedingt in den Standard-Informationsquellen zu finden sind.

Ebenso, wie ich verspreche, dass ich alles aufgeschrieben habe, was du wissen musst, habe ich bewusst Dinge weggelassen, die dir meiner Ansicht nach wenig Nutzen bringen, das Buch nur unnötig dick gemacht hätten und die du bei Interesse im Internet nachschauen kannst. Ich denke hier zum Beispiel an komplizierte Tabellen oder Grading-Systeme, die zwar etwas über das Ausmaß und die Location einer Endometriose aussagen, aber erstaunlich irrelevant sind, wenn es um deine Schmerzen oder die Zusammenstellung einer eigenen Therapie geht.

Ebenso verschone ich dich mit Geschichten von extrem seltenen Verläufen, denn es ist wichtig, genug zu wissen, ohne sich gleichzeitig über Gebühr mit individuellen Schicksalsschlägen, die einen selbst wahrscheinlich niemals betreffen werden, zu belasten. Viel wichtiger ist es, sich mit dem eigenen Körper, der persönlichen Face-ID deiner Krankheit zu befassen und sich nicht zu arg mit anderen zu vergleichen. Wer Yoga macht, kennt eventuell den Spruch: Bleib – sowohl mit dem Blick als auch im Geiste – auf deiner eigenen Matte.

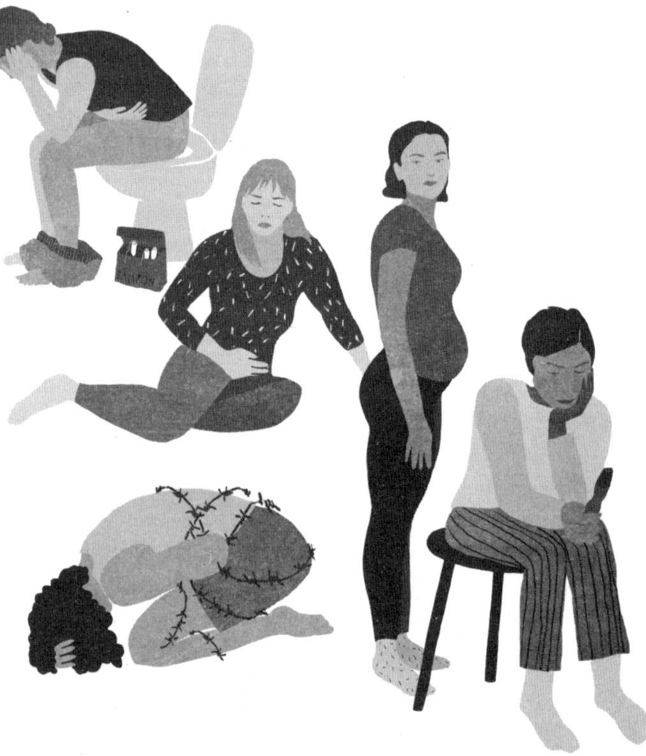

1. Understanding Endo – die Basics einer Krankheit mit vielen Gesichtern

Während ich diese Zeilen schreibe, leiden geschätzte 176 Millionen Frauen weltweit unter Endometriose. Diese Tatsache ist an sich schon schlimm genug, aber das eigentlich Unfassbare ist, wie wenig die Medizinwelt über diese Erkrankung weiß, die mindestens 10 bis 15 Prozent aller Frauen betrifft.[1] Schließlich würde man doch annehmen, dass eine Erkrankung, die häufiger in der weiblichen Bevölkerung vorkommt als Typ-2-Diabetes, großes Interesse an der Erforschung ihrer Entstehung und Behandlung hervorruft, nicht zuletzt wegen des enormen persönlichen und volkswirtschaftlichen Schadens, der dadurch angerichtet wird. Ich kann nur spekulieren, warum das so ist, doch Erklärungen gäbe es einige: Historisch gesehen bestand stets nur geringes Interesse an Erkrankungen, die «Frauensache» sind, und noch weniger an solchen, die irgendwie mit dem nebulösen Thema Menstruation zusammenhingen. Hinzu kommt, dass man an Endometriose weder stirbt, noch lässt sich vermutlich viel Umsatz mit Medikamenten machen, weshalb nicht viel in die Forschung investiert wurde. Außerdem scheint Endometriose, obwohl sie beileibe keine neue Krankheit ist, erst in den letzten fünfzig Jahren häufiger vorzukommen (mögliche Gründe hierfür werden wir später beleuchten). Und zu guter Letzt ist das Erscheinungsbild der Endometriose so vielfältig, dass es keine *Magic Bullet* gibt, also kein Zaubermittel, das immer für alle funktioniert.

Aber erst mal zu den Basics: Endometriose ist eine Krankheit, die mit der Gebärmutterschleimhaut zu tun hat, die in der Fachsprache *Endometrium* heißt. Endometriose tritt auf, wenn gebärmutterschleimhautähnliche Zellen aus der Gebärmutter auswandern und sich im freien Bauchraum absetzen. Dort angekommen, hören sie Monat für Monat auf die hormonellen Kommandos, genauso wie ihre Verwandtschaft, die zu Hause in der Gebärmutter geblieben ist: Sie bauen während des Monatszyklus eine Schleimhaut auf, die dann im Sinne einer Periodenblutung abblutet. Nur im freien Bauchraum kann das Blut nirgends hinfließen und ärgert daher den Körper. Dein Immunsystem, das als Entsorgungsbetrieb den «Sondermüll» entfernen möchte, kommt nicht hinterher, und das führt zu einer chronischen Irritation, die wir Mediziner:innen als «Entzündung» bezeichnen. Diese hat aber nichts mit einer klassischen bakteriellen Entzündung zu tun, wie beispielsweise einer Mandelentzündung, im Gegenteil, sie verläuft vollkommen steril und frei von Keimen ab.

Die Irritationen führen zu Vernarbungen im Bauch und sogenannten Verwachsungen, die aussehen wie weiße Schleier oder Stränge. Diese verbinden dann Organe miteinander, die sonst ganz friedlich nebeneinanderliegen und sich um ihre eigenen Aufgaben kümmern, und üben auf diese Zug aus. Die Vernarbungen können außerdem dazu führen, dass sich die Organstrukturen verändern, ähnlich wie bei einer Büroklammer, die man auseinandernimmt und in unterschiedliche Richtungen verbiegt.

Hinzu können Verklebungen kommen, bei denen Orga-

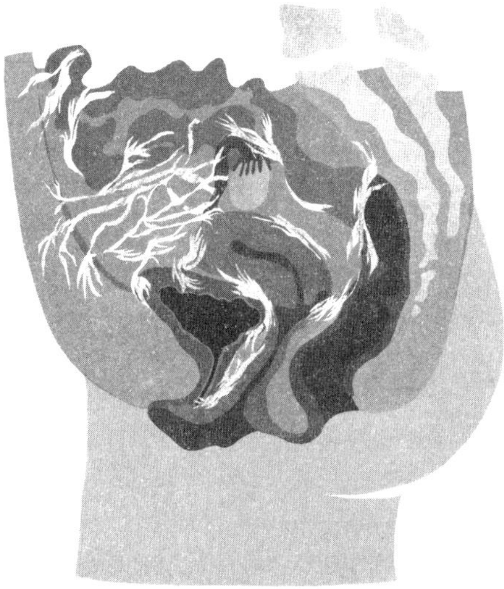

Organe mit Verwachsungen

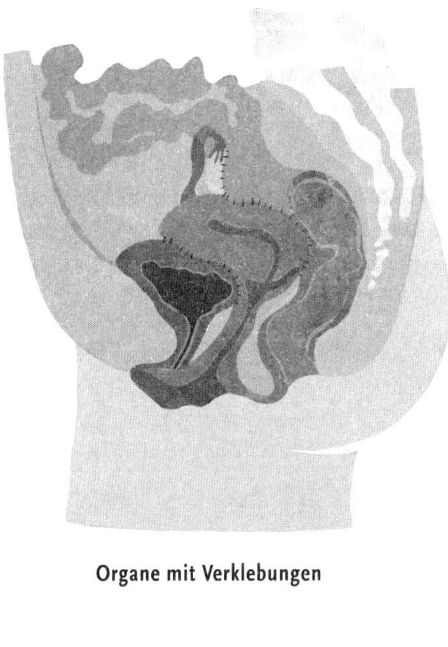

Organe mit Verklebungen

ne in tiefen Schichten wie mit doppelseitigem Klebeband aneinanderhaften, was zu unterschiedlichen Symptomen führen kann, je nachdem, wo sie liegen.

Endometrioseherde können im Prinzip überall entstehen: auf der Gebärmutter, an den Eileitern, am Darm, zwischen Darm und Vagina, auf der Harnblase, auf der Innenseite der Bauchdecke bis hoch am Zwerchfell. So, wie wenn man an einer Pusteblume pustet und die Samen überall hinfliegen, nisten sich die Zellen ein, wo sie landen, und beginnen dort zu wachsen.

Wie und wo die Symptome auftreten können, beleuchten wir gleich. Doch erst einmal klären wir ein paar Fragen, die dir sicherlich ebenfalls unter den Nägeln brennen.

Wo kommt Endometriose her?

Hierzu existieren verschiedene Theorien, die gängigste ist die der retrograden Menstruation, also der rückwärtslaufenden Menstruation.

Wenn man die Periode hat, öffnet sich der Gebärmutterhalskanal ein wenig und das Blut läuft aus dem Kanal in die Vagina und von dort nach draußen. Mit dem Blut werden die ersten Zellschichten der Gebärmutterschleimhaut (auch Endometrium genannt, wie wir gelernt haben) hinausgespült, sodass die Periode nicht nur aus reinem Blut besteht, sondern auch aus Zellen, Schleim oder einem unbefruchteten Ei. Die Gebärmutter als muskuläres Hohlorgan versucht, mit leichten Kontraktionen das Blut durch den Gebärmutterhals nach außen zu befördern. So weit der Plan.

Da aber die Gebärmutter auch andere Ausgänge hat – nämlich die Eileiter –, kann das Blut theoretisch auch

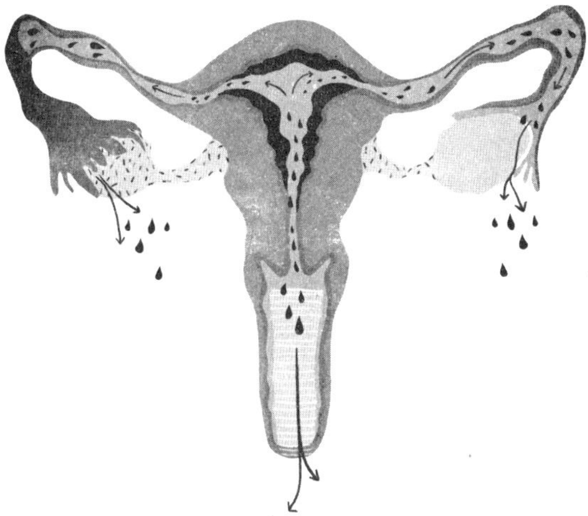

dort hinausfließen, und das tut es häufig auch. Die Eileiter machen während des Blutungsprozesses nicht ihre «Schotten dicht», und wer schon mal einen Wasserballon mit der Hand gequetscht hat, weiß, dass Flüssigkeiten sich den Weg des geringsten Widerstands suchen. Wenn der Druck in der Gebärmutter also besonders hoch ist, weil dort viel Blut ist, und die Gebärmutter etwas übereifrig mit starken Kontraktionen versucht, dieses loszuwerden, kann das Blut aus den Eileitern in den freien Bauchraum fließen, während es gleichzeitig nach unten blutet. Mit dem Blut werden, einem Erdrutsch ähnlich, auch viele Zellen der Gebärmutterinnenauskleidung ausgespült.

Interessanterweise weiß man mittlerweile, dass diese retrograde Menstruation keinesfalls zwangsläufig zu Endometriose führen muss. Im Gegenteil, sie kommt bei ca. 90 Prozent aller Frauen während ihrer Periode vor. Wenn es dir geht wie mir, liebe Leserin, dann fragst du dich jetzt vielleicht: Warum haben dann nicht alle Frauen irgendwann Endometriose? Und ist es außerdem nicht so, dass die Zellen, die mit der Periode – und zwar egal, wohin – ausgeschieden werden, vermutlich abgestorben sind? Die pflanzen sich schließlich nicht überall an, wo sie landen, sonst hätte man theoretisch ja viel mehr Endometrioseherde – etwa an den Vulvalippen oder zwischen den Pobacken.

Die Antwort – und dies ist der ersten Schlüssel, den du bitte an dein geistiges Endo-Schlüsselbund hängst – lautet, dass nicht die Ansiedlungen im Bauchraum das eigentliche Problem sind, sondern, dass das Immunsystem die Herde nicht beseitigt und stattdessen mit ihnen in einen Dauerkampf geht.

Schlüssel Nr. 1: Endometriose ist das Ergebnis einer chronischen Entzündungsreaktion, mit der dein Immunsystem nicht abschließen kann. Diese chronische Irritation hat Folgen für verschiedene Organsysteme. *Wo* deine Herde liegen, *wie lange* sie schon dort sitzen, *welche Organe* beteiligt sind und *wie dein Körper darauf reagiert*, bestimmen das individuelle Gesicht *deiner* Endometriose!

Die Endometriose ist also eine Folge davon, dass die Menstruation wortwörtlich im Körper einer Frau gefangen ist und dort folgenreiche Entzündungen im Gewebe verursacht. Wie und in welchem Ausmaß diese Entzündungsreaktion für alle Symptome und andere Spin-off-Krankheiten verantwortlich ist, beleuchten wir später, ebenso, was das für dein Immunsystem bedeutet, und natürlich auch, was du dagegen tun kannst. Doch zunächst bleiben wir noch bei den möglichen Erklärungen.

Wir wissen, dass die Genetik eine Rolle zu spielen scheint und die Endometriose gerne von der Mutter an die Tochter «vererbt» wird. Daher ist die Annahme vieler Mütter, dass, wenn sie selbst schlimme Periodenschmerzen haben, es ihren Töchtern ähnlich gehen wird, gar nicht falsch – ich empfehle dennoch immer, ein junges Mädchen nicht schon früh mit Horrorstorys über die Periode in eine negative Erwartungsbahn zu lenken, sondern erstens lieber gezielt zu prüfen, ob man selbst Endometriose haben könnte, zweitens sich selbst die richtige Hilfe zu suchen und dann drittens frühzeitig den Frauenarzt der Teenie-Tochter zu sensibilisieren. Auf das Thema Endometriose im Teenager-Alter gehen wir ebenfalls später ausführlicher ein.

Als ich anfing, mich mit diesem Thema intensiver zu beschäftigen, fragte mich eine Patientin, ob das denn alles neu sei, früher habe niemand je das Wort «Endometriose» benutzt, heute sei es in aller Munde. Da ich ein Daten- und Studien-Trüffelschwein bin, habe ich nachrecherchiert: Es gibt belastbare Daten aus Tierversuchen, die zeigen, dass bei Affen eine Über-Exposition mit Dioxinen im Mutterleib zu Endometriose führt.[2] Man konnte hier sogar eine Korrelation zwischen der Menge an Dioxinen und der Ausprägung der Endometriose feststellen. Dioxine sind Giftstoffe, die bei einer Reihe industrieller Prozesse als Nebenprodukt anfallen und in der Umwelt fortbestehen. Vergleicht man unseren heutigen Lebensstil und unsere Umwelt mit denen unserer Mütter oder Großmütter, ist es also zumindest denkbar, dass eine erhöhte Ansammlung von Dioxinen in Ozeanen, Fischen und schlicht in unserer Ernährung und unserem Körper für die deutliche Zunahme von Endometriose verantwortlich ist. Ebenso gibt es einige Hinweise, dass Endometriose bereits

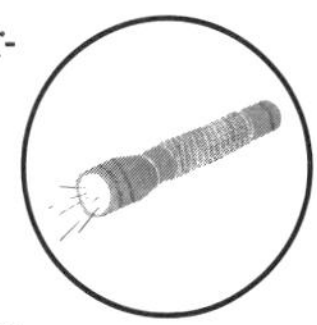

bei Neugeborenen angelegt sein kann: kleine, schlafende Herde, die sich schon beim Fötus im Mutterleib bilden und mit Einsetzen der Pubertät aktiviert werden. Ob dies nun auf Vererbung zurückzuführen ist, auf Umwelteinflüsse oder auf eine Kombination beider Faktoren, ist bisher nicht bekannt.

Die Erklärung dafür, dass wir so wenig über Endometriose wissen, ist auf jeden Fall nicht nur, weil sie «Frauensache» ist, sondern auch weil es sie vor fünfzig Jahren tatsächlich nicht so häufig gab wie heute.

Vielfältige Landschaften auf dem Planet Endo: Erscheinungsformen

Endometriose ist wahnsinnig divers und genauso individuell wie seine unfreiwillige Besitzerin. Das liegt unter anderem daran, wo und wie ihre Herde verteilt sind, daher müssen wir uns im nächsten Schritt mit der Geografie der Endometriose befassen.

Oberflächliche Endometriose

Die oberflächliche Endometriose beschreibt die frühste Phase der Endometriose, bei der sich kleine Herde auf dem sogenannten *Peritoneum* befinden. Das Peritoneum, liebe Leserin, ist an sich eine wunderbare Erfindung der Natur, von der du vermutlich noch nie etwas gehört hast: eine hauchfeine, chiffonartige Bedeckung aller Bauchorgane. Fast so, als hätte die Natur ihre feinste Satin-Tischdecke ausgebreitet und als Schutzschicht auf alle Organe gelegt, um ein

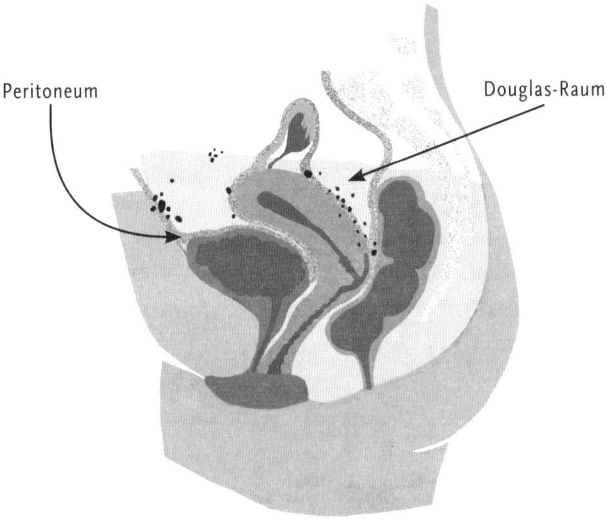

friedliches Nebeneinander auf engstem Raum zu ermöglichen. Der Darm kann seine langsamen, wellenförmigen Bewegungen machen, während gleichzeitig die Blase sich füllen und entleeren kann oder die Eileiter ein gesprungenes Ei fangen – all das, ohne sich gegenseitig zu stören. Daneben erfüllt das Peritoneum noch andere Aufgaben, zum Beispiel hilft es bei der Resorption von Flüssigkeit aus dem Bauchraum und unterstützt die Immunkompetenz des Beckens, und es ist eine direkte Leitung des Schmerzempfindens vom Bauch zum Gehirn.

Die oberflächliche Endometriose kann im Prinzip überall im Bauchraum auf dem Peritoneum entstehen, meistens finden sich Herde an der Gebärmutter oder drum herum, gerne auch an den Mutterbändern oder hinter der Gebärmutter im sogenannten Douglas-Raum, eine Art «Sackgasse» zwischen Gebärmutter und Enddarm (siehe

Abbildung). Sie können aber auch zwischen Harnblase und Schambein/Bauchdecke, an den Eierstöcken, an den Eileitern, an den Fanghänden der Eileiter (auch «Fimbrien-Trichter» genannt) oder an den Darmschlingen auftauchen.

Die oberflächliche Endometriose ist zwar die häufigste Form einer Endometriose im Anfangsstadium, dennoch können auch schon kleine Anfangsherde richtig mies wehtun, daher ist der Begriff etwas irreführend.

Wenn man diese Herde bei einer Operation entdeckt, sehen sie oft aus wie kleine blaue Trauben; manchmal sind sie ganz blass mit beginnenden Gefäßeinsprossungen, und manchmal sehen sie einfach aus wie seltsame «Poren» in der Beckenwand. Sie können recht harmlos wirken, und ein ungeübter Blick würde sie bei Abwesenheit anderer Veränderungen eventuell als eher «mild» einstufen. Dennoch beginnen auch diese Herde mit der Zeit, sich selbst eine eigene Gefäßversorgung zu bauen, so wie im Prinzip alle Auswanderer, die sich irgendwo niederlassen, anfangen, sich häuslich einzurichten. Neben Gefäßen, die ihr Wachstumsbedürfnis stillen, werden mit der Zeit neue Nervenbahnen gebildet. Sie ärgern das Peritoneum, das mit Verwachsungen und Vernarbungen antwortet.

Wenn du dich fragst, wie ein paar abgestorbene Zellen, die sonst in der Damenbinde oder im Tampon landen, all das anrichten können, beginnst du gerade, wie eine Wissenschaftlerin zu denken. Daher ist es an der Zeit, über einen weiteren Aspekt der Entstehung von Endometriose zu sprechen, und zwar das «Tissue Injury and Repair Concept» von Gerhard Leyendecker und anderen.[3]

Diese Kollegen haben Pionierarbeit in der Reproduktionsmedizin geleistet und unser Verständnis der Endometriose mit ihrem Konzept enorm verbessert: Die Gebärmutter sei wie ein Kontinent, und wie bei einem Kontinent gebe es immer «tektonische» Plattenbewegungen in Form von Kontraktionen, manche klein, unmerklich, und manche größer. Durch diese wiederkehrenden kleinen «Erdbeben» würden in der Tiefe der Gebärmutterschleimhaut Stammzellen geweckt, die wie die Zombies in Michael Jacksons «Thriller»-Video nun aus der Tiefe rausklettern und anfangen zu wandern. Stammzellen sind an und für sich keine Schläfer, sie haben meistens ein Ziel: neue Zellgenerationen und Zellwachstum zu fördern. Dies könnte das fehlende Puzzle-Stück sein – das Upgrade, das diese Zellen brauchen, um sich einzunisten und eine neue Existenz am falschen Ort aufzubauen.

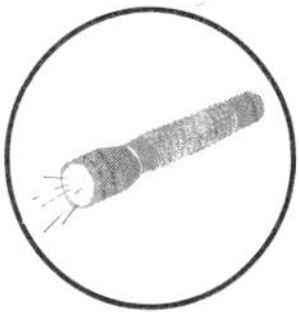

Diese «Erdbeben»-Theorie wird dadurch gestützt, dass man unter dem Mikroskop oft auch Muskelzellen aus der Gebärmutter findet, die offenbar entwurzelt und mit dem Blut ausgeschieden wurden. Anscheinend gibt es zunächst eine außerordentlich hohe Toleranz des Peritoneums gegenüber den «Eindringlingen», die ihre Niederlassung zulässt, sonst hätten diese niemals die Chance, sich derart einzunisten. Spätestens bei der nächsten Periode aber, wenn das Blut nirgendwohin kann, wehrt sich das Peritoneum, und es entsteht ein Machtkampf zwischen ihm und den Endometrioseherden: Die Folgen sind Schmerzen, Organfunktionsstörungen und Verwachsungen, auch Adhäsionen genannt.

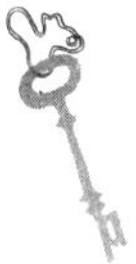

Schlüssel Nr. 2: Die oberflächliche Endometriose bezeichnet Herde auf der Innenauskleidung des Bauchraums, ein Organ mit dem Namen Peritoneum. Hier entsteht ein Machtkampf zwischen Herden und Immunsystem, der in Vernarbungen und Verklebungen resultiert, die man auch Adhäsionen nennt. Das Ausmaß der Endometriose entspricht nicht zwingend den Schmerzen – auch «milder» Befall kann extrem wehtun, und es gibt Fälle von starkem Befall, die kaum bemerkt werden. Oberflächliche Endometriose sieht man selten bis gar nicht im Ultraschall.

Adhäsionen spielen beim Verständnis der Symptome eine zentrale Rolle, sodass es sich lohnt, genauer darauf einzugehen, was sie bedeuten – zumal viele Ärzt:innen leider davon ausgehen, dass jeder sofort weiß, was damit gemeint ist, und bei der gynäkologischen Untersuchung dauernd mit dem Begriff um sich werfen. Adhäsionen sind Verklebungen und Verbindungen aller Art der Organe im Bauchraum; sie können hauchzart sein wie Spinnweben oder fest wie Tesafilm. Das hat selbstverständlich Auswirkungen auf alle betroffenen verklebten Organe: Der Darm, der sich vorher frei wie ein glücklicher Aal im See bewegen konnte, hakt an einer Stelle und verkrampft sich; der Eileiter mit Eierstock klebt an der Beckenwand; die Gebärmutter, die sich bisher beim Orgasmus glücklich zusammenziehen konnte, klebt jetzt an der Bauchdecke. Der eigentliche Sinn des Peritoneums, nämlich, dass sich die Organe geschmeidig aneinander vorbei bewegen können, wird also eingeschränkt und gestört.

Viele Frauen, auch Teenager, bekommen bereits bei kleinen Herden Schmerzen, die es in sich haben, nur sieht man sowohl die Herde als auch die Verwachsungen im Ultraschall so gut wie gar nicht – und genau da liegt der Hund begraben, denn das ist meistens der Beginn einer langen, frustrierenden Reise. Man hat Regelschmerzen, Schmerzen

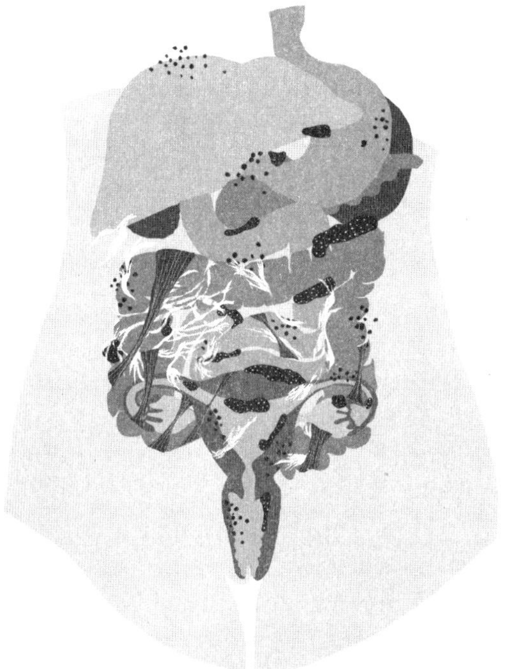

beim Sex, sporadische Bauchschmerzen außerhalb der Periode, häufige Darmverstimmungen, you name it – doch im Ultraschall sieht man nichts. Je nachdem, welche Organe betroffen sind, wird man zu verschiedenen Expert:innen geschickt: bei Darmproblemen zur Gastroenterologin, bei Harnblasenproblemen zum Urologen, bei Schmerzen beim Orgasmus zur Sexualtherapeutin. Welche genauen Symptome und häufigen Fehldiagnosen einem dann aufgetischt werden, schauen wir uns später an. Es ist mir nämlich an dieser Stelle sehr wichtig, dass du bereit bist, in den Kampf zu gehen für deine Gesundheit. Du bist in der Pflicht, Verantwortung zu übernehmen und diese nicht allein den Ärzt:innen zu überlassen – und das sage ich als eine von ihnen. Wir alle sind Profis auf unserem Gebiet und haben die besten Absichten für unsere Patientinnen, möchte ich behaupten, nur schaffen wir es eben nicht immer, zwei und zwei zusammenzuzählen.

Schlüssel Nr. 3: Sammle so viele Informationen wie möglich über deine Endometriose, frag unbedingt nach, wenn du etwas nicht ganz verstehst, und werde zu dem Endometriose-Profi, den du dir für dich selbst wünschst!

Apropos Arzt und Wissen, jetzt verrate ich dir ein kleines Geheimnis aus den Tiefen des Medizinstudiums: Wir lernen dort verdammt wenig über Endometriose, und sogar in der Facharztausbildung kann es sein, dass sie eher randständig behandelt wird, je nachdem, wo man ausgebildet wird. Ich hatte das Glück, an verschiedenen Kliniken tätig gewesen zu sein – die kleine Klinik, wo ich frühzeitig selbstständig gearbeitet habe, die große Klinik mit Fokus auf seltenere Krebserkrankungen, die andere große Klinik für komplizierte Entbindungen sowie an einer Klinik, die exklusiv auf Bauchspiegelungen und Endometriose subspezialisiert war. Aber üblicherweise bleibt man als Assistenzärztin in der Gynäkologie in einer Klinik und lernt eher viel über Schwangerschaftskomplikationen, Geburtsmedizin und Krebserkrankungen. Fairerweise sind das auch die Dinge, die man wirklich lernen muss, weil es bei ihnen um Leben und Tod gehen kann, dennoch fehlt es oft an einer Mentorin in der Facharztausbildung, die Ärzt:innen aller

Fachrichtungen alles beibringt über die Entdeckung und Therapie der Endometriose.

Dies sind jedenfalls alles Gründe, warum sich die Diagnose einer Endometriose häufig verzögert, was zu einem Fortschreiten der Erkrankung führen kann. Und wenn die Endometriose sich tiefer eingräbt und sogar Organgrenzen nicht mehr respektiert, kommt es zu einer schweren Form.

Tief-infiltrierende Endometriose, auch TIE genannt

Bei der tief-infiltrierenden Endometriose sind die Herde in Organwände, zum Beispiel der Harnblase oder des Darms, eingewachsen und verursachen hierdurch spezifische Beschwerden. Sehr oft sehen wir zwischen Gebärmutterhals, Vagina und Enddarm tiefe Endometrioseknoten, die die Anatomie verzerren und zum Beispiel Schmerzen beim Sex oder reißende Schmerzen beim Stuhlgang verursachen.

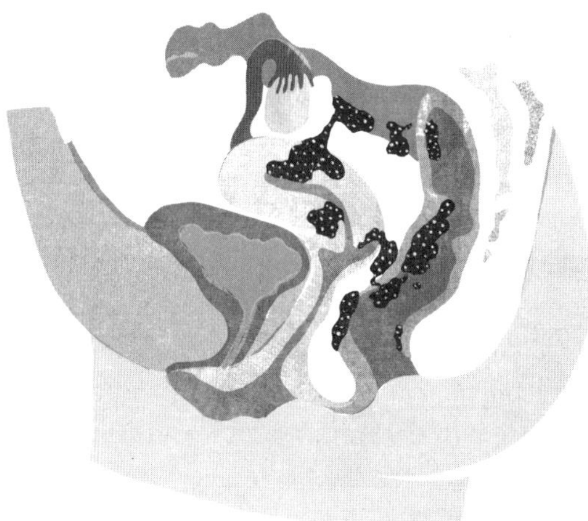

Diese Form der Endometriose kann auch die Beckenwände infiltrieren und Nerven stören, sodass es zu Rückenschmerzen oder ziehenden Beinschmerzen während der Periode kommt. In späteren Stadien kann man ganz willkürliche Schmerzen haben, unabhängig von der Periode, weshalb die Patientin dann zum Urologen, zum Gastroenterologen oder schlicht zur Hausärztin geschickt wird. Im fortgeschrittenen Stadium kann sogar ein sogenanntes *Frozen Pelvis* auftreten, bei dem Gebärmutter, Darm und Harnblase ein schmerzhaft verwachsenes Konglomerat im Becken bilden.

Auf der anderen Seite des Schmerzspektrums gibt es jedoch auch Frauen, die eine fortgeschrittene Endometriose haben, die nur per Zufall entdeckt wird. Dies ist zum Beispiel nicht selten bei ungewollter Kinderlosigkeit der Fall: Bis zu 50 Prozent aller Frauen, die nicht schwanger werden können, haben Endometriose, und viele wissen es nicht.[4] Bei einer Bauchspiegelung (mehr dazu später), die man macht, um der Kinderlosigkeit auf den Grund zu gehen, sehen und hören viele das erste Mal von der Diagnose Endometriose.

Interessanter Fakt: Bei elektiven (sprich freiwilligen) Sterilisationen per Bauchspiegelung werden in 27 Prozent der Fälle Endometrioseherde in Biopsien gefunden – bei komplett beschwerdefreien Patientinnen![5]

Schlüssel Nr. 4: Von tief-infiltrierender Endometriose spricht man, wenn die Herde in Organe einwachsen. Häufigster Ort des Geschehens: zwischen Vagina/Gebärmutterhals und Enddarm. Ein Einwachsen in die Harnblase oder in die Nerven des Beckens ist aber auch möglich.

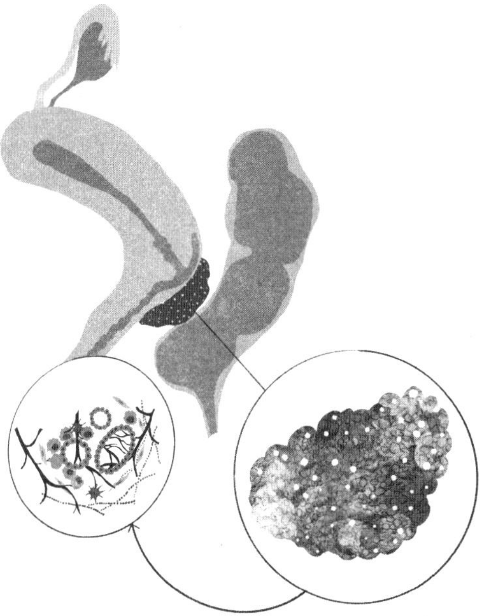

Tief-infiltrierende Endometriose. Unter dem Mikroskop sieht man, dass sich die Herde ihre eigene Blut- und Nervenversorgung eingerichtet haben.

Schokoladenzysten

Bei manchen Frauen gibt es sehr wohl etwas im Ultraschall zu sehen, und das sind sogenannte Schokoladenzysten, in der Fachsprache *Endometriome* genannt. Dabei handelt es sich um Eierstockzysten, die sich mit Blut aus den Endometrioseherden am Eierstock gefüllt haben. Neben geronnenem, altem Blut sind oft noch Entzündungsenzyme und Zellabfallprodukte enthalten. Viele denken, eine Schokoladenzyste sei unbedenklich, es gibt jedoch ab einer be-

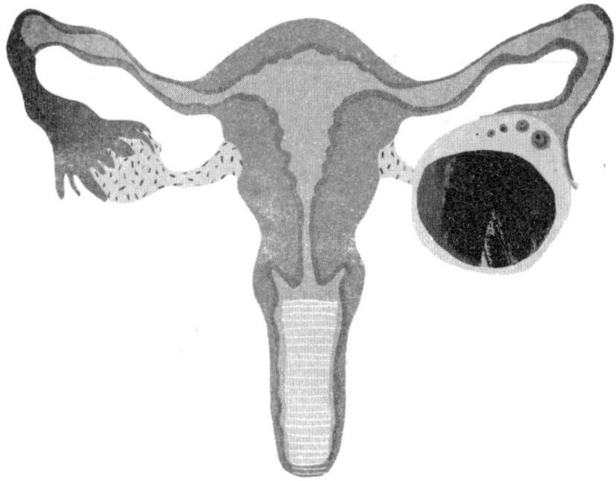

stimmten Größe sehr viel zu bedenken, wenn diese Zyste platzt – dann nämlich entleert sich die klebrige Substanz wie Tapetenkleister in den Bauchraum und verursacht jede Menge Spätfolgen.

Ein Problem ist außerdem, dass diese Zysten mit jeder Periode wachsen und nicht von allein weggehen, wenn man nicht interveniert (dazu später mehr). Wichtig ist zu wissen, dass nicht jede Frau, die Endometriose hat, Schokoladenzysten bekommt – die Schätzungen reichen von 17 bis 44 Prozent aller betroffenen Frauen –, aber wenn man eine hat (oder sogar zwei, beidseitig), heißt das: Eine Schokoladenzyste kommt selten allein. Meistens hat sie noch andere Endometrioseherde mit an Bord bzw. im Becken verteilt, auch wenn diese im Ultraschall nicht zu sehen sind. Eine Schokoladenzyste kann außerdem auf den Eierstock drücken und die Eizellen platt machen, was schlecht für die Fertilität ist. Andererseits riskiert man, wenn man eine Schokoladenzyste operiert, gesundes Eierstockgewebe zu zerstören, dahcr gilt es hier immer sorgfältig abzuwägen, je nachdem, was man erreichen will und in welcher Lebensphase die Patientin sich befindet. Will sie zum Beispiel gerade nicht schwanger werden und die Zyste ist nicht groß, kann es sich empfehlen, eher die Pille zu nehmen und eine mögliche Operation zu verschieben, intensive Beobachtung vorausgesetzt. Mehr zu den unterschiedlichen Herangehensweisen besprechen wir später.

Schlüssel Nr. 5: Eine Schokoladenzyste sieht man im Ultraschall. Sie muss immer weitere therapeutische Schritte zur Folge haben, da sie selten alleine kommt – meistens gibt es noch andere Herde, die man im Ultraschall nicht sieht. Wenn eine Schokoladenzyste platzt, kann das verhängnisvolle Folgen haben, wie eine Dauerentzündung im gesamten Bauchraum, mit Verwachsungen und chronischen Schmerzen.

Adenomyosis uteri

Die Endometriose hat noch eine Schwesterkrankheit, die *Adenomyosis uteri*. Zu dieser kommt es, wenn die Schleimhaut bei den tektonischen Bewegungen nicht nach außen wandert, sondern in die Wand der Gebärmutter hinein. Das führt zu wahnsinnig schlimmen Regelschmerzen

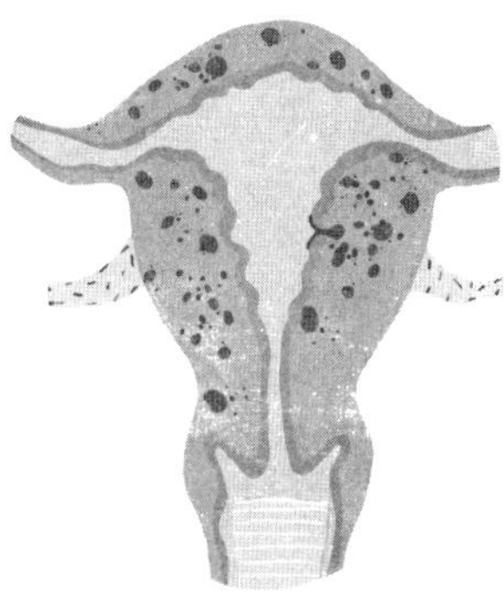

und Next-Level-Blutungen, die sich wirklich gewaschen haben. Es ist möglich, Adenomyosis uteri im Ultraschall zu erkennen, doch sie wird häufig mit Myomen, also gutartigen Gebärmutterknoten, verwechselt. Im Kernspin (MRT) kann sie dagegen gut ausgemacht werden.

Schlüssel Nr. 6: Adenomyosis uteri ist mit der Endometriose verwandt und kann schlimme Regelschmerzen verursachen. Sie lässt sich am besten im Kernspin (MRT) erkennen.

Extragenitale Endometriose

Extrem selten ist die extragenitale Endometriose. Von dieser sprechen wir, wenn Endometrioseherde außerhalb des Bauchraums liegen. Das kann zu den kuriosesten Geschichten führen: von der Patientin, die Blut hustete, wenn sie ihre Periode hatte, bis hin zu der Patientin, die Nasenbluten bekam, weil die Endometriose in den Nasennebenhöhlen saß. Medizinhistoriker vermuten sogar, dass die sogenannten «Stigmata» – wenn ein junges Mädchen Blut weinte und dies als Wundmal Christi gedeutet wurde, was eine Wallfahrt zu ihrem Dorf auslöste – sich vermutlich mit Endometriose im Tränenkanal erklären ließen.

Weniger spektakulär, aber etwas häufiger als Blut weinende Jungfrauen sind Endometrioseableger im Bauchnabel, die möglicherweise ihre Ursache bereits in der embryonalen Entwicklung haben. Hin und wieder findet man Endometriose auch in der Kaiserschnittnarbe, wenn während der OP Gewebe mit der Gebärmutterschleimhaut dorthin verschleppt wurde. Was noch häufiger vorkommt und niemand mit Endometriose in Verbindung bringt, sind Endometrioseherde unter dem Zwerchfell, die, wenn sie aktiviert sind, während der Periode Schulterschmerzen verursachen.

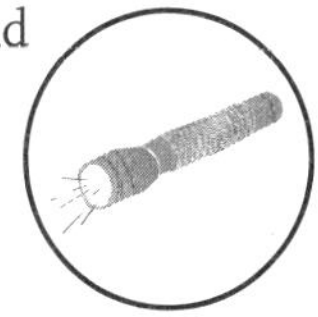

Mythbuster: Fake News über Endometriose

Bevor wir fortfahren, ist es mir wichtig, mit ein paar Dingen aufzuräumen, die du im Laufe deiner Recherchen hören, sehen und lesen wirst, und zwar nicht nur im Internet, sondern leider auch bei Ärzt:innen.

Mythos Nr. 1: Endometriose entwickelt sich erst, wenn man schon jahrelang die Regelblutung hat.

Tatsache: Viele junge Mädchen haben bereits mit Einsetzen ihrer ersten Periode schlimme Schmerzen und waren zum Teil vorher schon auffällig mit unklarer Übelkeit, Bauchschmerzen oder Verdauungsproblemen. Man vermutet in diesen Fällen, dass die Herde schon bei der Geburt vorlagen, da sie bei noch nicht stattgefundener Periode ja irgendwie dorthin gekommen sein müssen. Man stützt diese These darauf, dass Endometrioseherde bereits bei der Autopsie von weiblichen Neugeborenen gefunden wurden.[6]

Mythos Nr. 2: Regelschmerzen werden «mit der Zeit» immer besser.

Tatsache: Natürlich haben Kinder ein anderes Schmerzempfinden, und sicherlich spielt für die Psyche eines Kindes bei der Verarbeitung von Schmerzen auch ein so emotional aufgeladenes Thema wie die Periode eine Rolle. Dennoch, wenn ein Kind wegen Regelschmerzen dauernd in der Schule fehlen muss, sollte man es untersuchen lassen.

Unter Endometriose-Spezialist:innen gibt es sogar den feststehenden Begriff der *School Absence* – sie ziehen die Fehlzeiten eines Kindes in der Schule als Kriterium für eine mögliche Endometriose heran. Es ist auf alle Fälle wichtig, bei Teenie-Mädels Unterleibsschmerzen ernst zu nehmen, nicht nur weil regelmäßiges Fehlen in der Schule auf Dauer ein akademisches Problem mit sich bringt, sondern auch, weil Mädchen mit schlimmen Regelschmerzen merklich an Lebensqualität verlieren und deshalb anfälliger für Depressionen sind.[7]

Mythos Nr. 3: Endometriose bekommt man als Teenager; wer sie noch nie hatte, bekommt sie später auch nicht mehr.

Tatsache: Jede Frau kann im Laufe ihres Lebens Endometriose bekommen, ja, sogar mit dreißig und auch wenn sie schon ein Kind geboren hat. Wenn dich also auf einmal immer wieder schlimme Regelschmerzen plagen, obwohl du vorher nie welche hattest, muss man Endometriose in Betracht ziehen. Man darf auch nicht vergessen, dass viele Frauen nach der Geburt eine vergrößerte Gebärmutter haben und deshalb mehr bluten und mehr Schmerzen haben, sodass viele Endometriosefälle als «normale Schmerzen nach der Geburt» abgetan werden. Hier gilt es, wachsam zu sein und bei Vorliegen von anderen Hinweisen (zum Beispiel eine bleierne Müdigkeit, die sich sonst nicht erklären lässt) weiter zu forschen.

Mythos Nr. 4: Wer Endometriose hat, hat bei jeder Periode schlimme Schmerzen; wenn nicht, kann es nicht Endometriose sein.

Tatsache: Endometriose muss nicht immer wehtun. Du musst dir nicht doof vorkommen, wenn du nicht immer leidest und trotzdem den Verdacht hast, dass du Endometriose haben könntest. Lass dich deshalb bloß nicht in der Praxis abwimmeln!

Mythos Nr. 5: Wenn man erst mal ein Kind geboren hat, ist die Endometriose auf alle Fälle weg.

Tatsache: Es stimmt zwar, dass eine Geburt vieles «resettet» und sich viele Frauen anschließend glücklicherweise nicht mehr mit den Symptomen plagen, aber das gilt längst nicht für alle. Bei einigen Frauen treten die Symptome spätestens nach der Stillzeit wieder auf, wenn ihre Periode wieder regelmäßig kommt.

Mythos Nr. 6: Wer Endometriose hat, kann niemals Kinder bekommen.

Tatsache: Das ist zum Glück Unsinn. Zwar leiden 50 Prozent aller Patientinnen mit unerfülltem Kinderwunsch unter Endometriose,[8] aber man kann auch mit Endometriose schwanger werden und auf normalem Wege ein Kind bekommen. Einige Studien zeigen, dass 30 bis 50 Prozent aller Endometriose-Patientinnen Probleme haben, schwanger zu werden.[9] Das würde im Umkehrschluss heißen, dass es immerhin bei 50 bis 70 Prozent klappt,[10] was einen optimistisch stimmen darf.

Mythos Nr. 7: Wenn man operiert wird, ist die Endometriose geheilt.

Tatsache: Obwohl eine gut geplante und sorgfältig durchgeführte Operation extrem viel bringen kann, kann die Endometriose immer wiederkommen. Nach zwei Jahren haben im Schnitt 22 Prozent aller Frauen wieder Endometriose, nach fünf Jahren 40 Prozent.[11] Daher wird nach einer Operation oft zu einer hormonellen Methode geraten (dazu später mehr).

Mythos Nr. 8: Wenn man im Ultraschall nichts sieht, muss es eine andere Erklärung für deine Beschwerden geben.
Tatsache: Das ist natürlich Unsinn. In manchen Fällen kann man zwar Endometriose per Ultraschall diagnostizieren, aber man sieht Endometriose selten im Ultraschall, ein unauffälliger Befund schließt daher nichts aus. Worauf es zu achten gilt, besprechen wir in Kapitel 3.

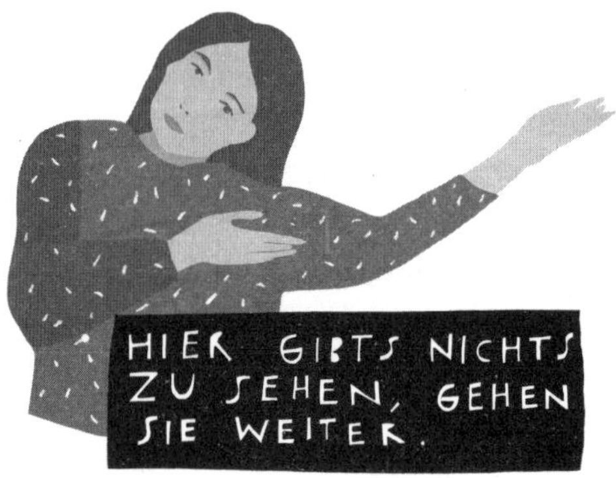

Mythos Nr. 9: Mit der Pille geht die Endometriose weg.
Tatsache: Die Pille verlangsamt den Verlauf der Erkrankung, weil sie den Eierstock und damit die eigene Hormonpro-

duktion «ruhigstellt». Endo ist bekanntlich von natürlichem Östrogen abhängig. Bei manchen Frauen entwickelt sich die Endometriose dennoch weiter. Anhaltende oder sogar zunehmende Schmerzen unter der Pille beim Gyn-Besuch also unbedingt zur Sprache bringen!

Mythos Nr. 10: Mit der richtigen Ernährung/Nahrungsergänzungsmitteln/Yoga/Pilates geht die Endometriose weg.

Tatsache: Obwohl dein Lifestyle beim Management der Endometriose sehr wichtig ist, kann er niemals allein die Lösung sein, sondern nur ein Baustein der Therapie. Frauen mit Endometriose sind zum Teil verzweifelt und durchforsten das Internet nach Lösungen, was ich nur allzu gut verstehen kann. Gib aber bitte nicht Tausende von Euros für exotisch klingende Nahrungsergänzungsmittel oder alternative Heilversprechen aus – Frauen, die leiden, sind die Zielgruppe für alle möglichen teils dubiosen Geschäftsideen im Internet. Was sich außer Medikamenten und Operationen wirklich bewährt hat, erkläre ich später in Kapitel 4 unter *Cutting through the bullshit.*

Mythos Nr. 11: Wenn man Endometriose hat, wird diese zwangsläufig immer schlimmer und erst dann besser, wenn man in die Wechseljahre kommt.

Tatsache: Nicht unbedingt! Es gibt Hinweise, dass dieses Dogma der unaufhaltbaren Endometriose, die wie ein Antiheld den Bauchraum mehr und mehr zerstört, nicht in Stein gemeißelt ist. In zwei sehr interessanten Studien hat man bei Patientinnen mit milder bis moderater Endometriose in einer Kontrollgruppe ohne sonstige Behandlung zwei Bauchspiege-

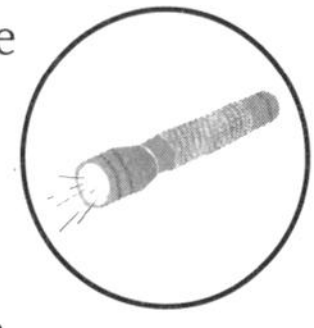

lungen in sechs Monaten durchgeführt, die zeigten, dass bei ca. 29 bis 45 Prozent der Patientinnen die Erkrankung zwar weiter fortgeschritten war, aber bei 33 bis 42 Prozent die Ausprägung der Endometriose stabil geblieben war und bei 22 bis 29 Prozent der Frauen sich die Endometriose sogar – aus welchen Gründen auch immer – zurückentwickelt hat.[12] [13]

2. Endometriose undercover – die Symptome der Endometriose und häufige Fehldiagnosen

So, liebe Leserin, jetzt, wo wir uns mit Facts und Fiction rund um Endometriose beschäftigt haben, ist es an der Zeit, sich mit den gängigen Symptomen vertraut zu machen.

Unter der Gürtellinie: Alles über Unterleibsschmerzen

Unterleibsschmerzen sind sozusagen das Signature Symptom der Endometriose. Dabei gilt es, zwischen verschiedenen Formen zu unterscheiden:

- Periodenschmerzen
- Ovulationsschmerzen
- diffuse Schmerzen ohne zeitlichen Zusammenhang mit der Periode

All diese Schmerzen können bedingt durch Endometriose auftreten, müssen es aber nicht. Zum Beispiel haben nicht alle Frauen extreme Regelschmerzen oder stufen sie so ein. Und natürlich ist diese Liste nicht vollständig – viele Patientinnen leiden auch unter Schmerzen beim Stuhlgang, beim Sex oder beim Pipimachen; diesen widme ich mich in einem eigenen Unterkapitel.

Eine Frau mit Endometriose hat im klassischen Fall, wenn sie menstruiert, nicht einfach wie andere Frauen «ihre Periode»: Sie hat in 80 Prozent der Fälle eine Periode mit Schmerzen, für die einer Nichtbetroffenen die Vorstellungskraft fehlt. In der Tat können sie so extrem sein, dass

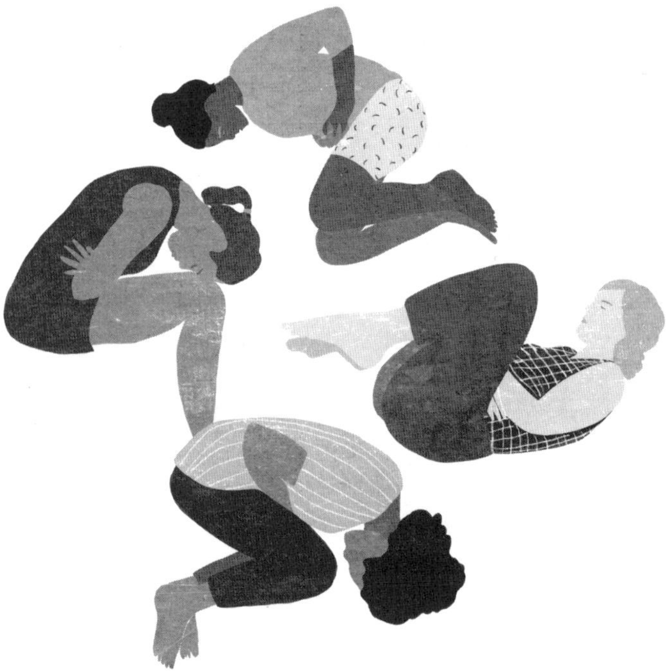

viele Frauen in die Notaufnahme müssen. Diese Schmerzen – das muss ich dir als Betroffene vermutlich nicht sagen – können dir die Lebensfreude rauben. Sie fühlen sich bedrohlich und dunkel an, und man lernt schnell, sie zu fürchten. Vielleicht hat man dir in jungen Jahren erzählt, das sei eben so, Schmerzen gehörten zu einem Frauenleben dazu. Vielleicht meinten Lehrer:innen, du wolltest nur «krank» spielen, Arbeitskolleginnen sagten dir, du würdest dich etwas anstellen, oder Ärzt:innen, du bräuchtest eine Psychotherapie, das sei alles psychosomatisch. Unser allerliebster, frauenfeindlicher Sigmund Freud ordnete sogar Regelschmerzen unter «Hysterie» ein und riet als einzigem Ausweg zu einer Vollkastration.

Nehmen wir uns an dieser Stelle einen Moment, um das Ganze in seiner tragischen Reichweite sacken zu lassen. Man hat Frauen mit schlimmen Regelschmerzen jahrzehnte- oder gar jahrhundertelang unterstellt, sie würden betrügen, sich anstellen, nur nach Aufmerksamkeit heischen oder sie hätten ein tieferliegendes Problem, welches sich im Extremfall nur damit lösen ließe, sie komplett genital-organisch zu operieren. Bei diesen Überlegungen übersah man stets eine mögliche Erkrankung (die Endometriose), die daher meistens weiter ungestört wüten durfte. Vermutlich hast du, liebe Leserin, angesichts all dessen wie ich eine kleine Zwischenfrage an die Medizinwelt, und zwar: Was zur Hölle lief hier eigentlich schief?

Aber ich schweife ab. Bei Regelschmerzen kommt einiges zusammen: Zum einen macht die Gebärmutter vermutlich hyperaktive Kontraktionen, die der Endometriose erst den Weg geebnet haben. Zum anderen hast du Herde in deinem Bauchraum, die bluten und sowohl eine akute als auch eine chronische Schmerzreaktion hervorrufen. Wenn du Adenomyosis uteri hast, hast du noch dazu kleine Herde im Muskel der Gebärmutterwand, die in diesen hineinbluten. Während der Regel kommen somit oft verschiedene Baustellen der Endometriose als Gesamtprojekt zusammen.

Typisch sind außerdem Schmerzen, die bereits vor der Periode beginnen. Das liegt wahrscheinlich daran, dass die Herde bereits ein paar Tage aktiv sind, bevor die eigentliche Blutung in der Unterhose sichtbar wird. Viele Frauen berichten auch über Ovulationsschmerzen, also Schmerzen während des Eisprungs, was man sich leicht vorstellen kann: Eine kleine Zyste, in der das Ei am Eierstock wächst, platzt, und das Ei springt heraus. Das ist schon für Nicht-Betroffene oft spürbar bis unangenehm, wie muss es sich also erst anfühlen, wenn alles verwachsen und entzündet ist?

Doch wieder: Hier sind die verschiedensten Konstellationen möglich, je nach Verbreitung der Herde und Verlauf der Endo. Du musst, wie bereits oben erwähnt, nicht ständig gleich schlimme Schmerzen haben; in manchen Monaten können sie auch milder – oder zumindest nicht ganz so schlimm – sein. Wenn man mit diesen Beschwerden zur Frauenärztin oder zum Frauenarzt geht, wird sie oder er vermutlich einen vaginalen Ultraschall machen. Wenn dort nichts Besonderes zu sehen ist, sagt sie oder er: «Ohne Befund.» Das heißt aber nicht, dass es keine Endometriose gibt, sondern lediglich, dass die untersuchende Person diese nicht sehen kann – sei es, weil man auf dem Ultraschall wirklich nichts sehen kann, oder weil sie nicht darauf geschult ist, dazu später mehr.

Dennoch sollte der Hinweis auf diese schlimmen Schmerzen – und manchmal ist es mehr als das, manchmal ist es ein dringender Appell – reichen, damit der Arzt oder die Ärztin weiter auf Endometriose forscht und dir entsprechende Vorschläge macht. Dafür ist es natürlich wichtig, dass du auch wirklich ehrlich von deinen Schmerzen erzählst und gegebenenfalls tiefer ins Detail gehst. Wenn

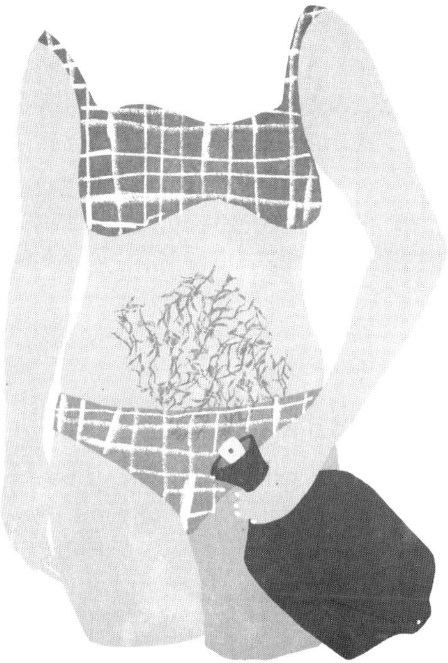

du zum Beispiel nicht in die Schule oder zur Arbeit gehen kannst, wenn du dich häufig übergeben musst oder sogar in Ohnmacht fällst, wenn du dir regelmäßig die Haut am Bauch mit der Wärmflasche verbrühst, weil die Verbrühschmerzen wenigstens nicht so schlimm sind wie die Regelschmerzen – dann musst du das bitte genau so sagen. Das wollen wir wissen!

Wo eine Patientin Schmerzen hat, kann uns durchaus Hinweise auf die Location der Herde geben, aber die Intensität der Schmerzen sagt seltsamerweise nichts über die Ausprägung der Endometriose aus. Es gibt Frauen mit minimalem Befall, die starke Beschwerden haben, und Frauen mit wirklich vielen Verklebungen, die davon so wenig bemerken, dass der Verdacht auf Endo erst aufkommt, weil sie nicht schwanger werden. Interessanterweise sind sogar 30 Prozent der von Endometriose betroffenen Frauen komplett schmerz- und symptomfrei. Daher sind Rating- oder Skalierungstabellen, die man im Internet findet, zwar aus chirurgischer Sicht interessant, sagen aber nicht unbedingt viel darüber aus, was deine Endometriose für dich bedeutet oder am Ende alles anrichtet.

Manche Frauen haben also keine Schmerzen, manche leichte, manche starke, und bei manchen werden die Schmerzen mit der Zeit schlimmer. Auch wenn sie intensiver werden, heißt das nicht unbedingt, dass die Endometriose fortschreitet – es kann auch daran liegen, dass das Nervensystem überstimuliert wird.

Schlüssel Nr. 7: Schmerzen können als Leitsymptom der Endometriose verstanden werden, aber sie können – wie alle Endo-Symptome – so unterschiedlich auftreten und so divers sein wie der Inhalt der «Haribo Color-Rado»-Tüte. Wer mal schlimme Regelschmerzen hat, muss diese nicht bei jeder Periode haben!

Zum Rätsel der Endometriose trägt auch bei, dass die Herde beginnen, sich ihre eigene Blutversorgung anzuzüchten, sowie eine eigene Nervenversorgung, ganz ähnlich wie Menschen, die in Schrebergärten leben und dort ihre eigene Wasser- und Stromversorgung brauchen. Die ständige Reizung der Schmerzfasern führt dazu, dass der Schmerz sich verselbstständigen und ausbreiten kann. Das ist unter anderem eine Erklärung für Schmerzen, die in die Beine oder in den Brustkorb ziehen.

Aber auch tiefe Endometrioseherde – wir erinnern uns, sie heißen tief-infiltrierende Herde – können in das Becken hineinwachsen, was die Nerven der Beine ärgert, oder in das Kreuzbein, was entsprechende Rückenschmerzen verursacht. Man kann sogar, wie vorhin erwähnt, Endo-Herde am Zwerchfell haben, das über einen bestimmten Nerv namens Nervus vagus (mehr zu dem Knaben später) Schmerzen in die Schultern schickt. Sehr ärgerlich ist, wenn man nun bei ständigen Rücken-, Schulter- und/oder Beinschmerzen zum Orthopäden geschickt wird, der nichts findet und einem dann vermutlich sagt, man würde zu viel sitzen und müsse mehr Sport machen, abnehmen, für mehr Work-Life-Balance sorgen oder whatever.

Alle Schmerzen, die während der Periode auftreten, kann man auch außerhalb der Periode haben – sporadisch, ständig oder ab und zu, ohne irgendeinen zeitlichen Zusammenhang.

Diese Schmerzen ohne Zusammenhang zum Zyklus oder gar zum Unterleib möchte ich an dieser Stelle besonders hervorheben, weil sie Ursache für die häufigsten Fehldiagnosen sind.

Schlüssel Nr. 8: Unerklärliche, komische Bauchschmerzen, die scheinbar völlig unabhängig von der Periode auftreten, können ein weiterer Hinweis auf Endo sein und nicht einfach einem «Reizdarm», einem «nervösen Magen» oder einer «Nahrungsmittelunverträglichkeit» geschuldet sein!

Wenn du öfter diffuse Bauchschmerzen hast, mit oder ohne Verdauungsprobleme wie Übelkeit, Blähungen, Krämpfe, wirst du vermutlich erst mal zum Hausarzt gehen. Er wird nicht als Erstes an Endometriose denken – woher auch? Er ist trainiert darauf, auf andere Dinge zu achten, und wird wahrscheinlich erst mal abklären, ob du Blinddarmprobleme, eine Bauchspeicheldrüsenentzündung, Gallensteine, Darmdivertikel oder eine Blasenentzündung hast. Die Liste kann unendlich lang werden, und da oft der gesamte Bauch betroffen ist, kommt dein Arzt nicht darauf, dass Endo und die Verwachsungen (wir erinnern uns, sie heißen Adhäsionen) dahinterstecken. Manchmal denken die Ärzt:innen zwar an Verwachsungen, aber aus einem anderen Grund: Wenn man beispielsweise schon eine Bauchoperation hatte, denken viele, dass das eben nicht behandlungswürdige Narbenbeschwerden von der OP sind, selbst wenn diese länger zurückliegt.

Das Ding mit chronischen Schmerzen ist, dass es zu einer Übersensibilisierung des Nervensystems kommt, sodass der Körper «überschwappende» Schmerzsignale von anderen Organen ausgehend schicken kann. Wenn dann noch der Darm involviert ist, und das ist er häufig, nimmt das Ganze andere Dimensionen an, die wir an dieser Stelle näher beleuchten werden.

Böse Zwillinge Teil 1: Endometriose und der Reizdarm

Endometriose beeinflusst den Magen-Darm-Trakt, und zwar weitaus mehr, als die meisten annehmen. Erstens berichten viele Frauen über Übelkeit und Erbrechen. Wenn diese während der Periode auftreten, liegt das zum Teil an den Schmerzen selbst und zum Teil daran, dass der Vagusnerv – da ist er wieder – aktiviert wird, wenn das Peritoneum gereizt wird. Das Peritoneum ist diese hauchdünne Tischdecke, die alle Organe bedeckt, wir erinnern uns. Diese Übelkeit kann auch außerhalb der Periode wiederkehren, zum Beispiel nach dem Genuss von bestimmten Speisen, was die Sache noch verkompliziert.

Zweitens haben die meisten Frauen mit Endometriose – man schätzt ca. 70 Prozent – irgendeine Form von Darmsymptomatik, obwohl der Darm in viel weniger Fällen (ca. 30 Prozent) direkt mit Herden befallen ist. Da die Beschwerden bei Endometriose und dem sogenannten «Reizdarm» verblüffend ähnlich sind, ist die Dunkelziffer leider hoch. Die Diagnose Reizdarm enthält alle denkbaren Sorten an Verdauungsstörungen: Blähungen, Krämpfe, Durchfall, Verstopfung, manchmal alles abwechselnd. Diese Beschwerden können natürlich zeitgleich mit der Periode auftreten, sie können aber auch dauerhaft sein, eben weil das Peritoneum, das auch den Darm bedeckt, irritiert ist und das Immunsystem im Becken dauergestresst.

Viele Frauen, die unter Endometriose und nicht einfach «Reizdarm» leiden, haben einen sogenannten *Endo Belly*: Ihr Unterbauch sieht aus, als seien sie im sechsten Monat schwanger, weil sie so aufgebläht sind.

Der Endo Belly ist aber nicht nur ein kosmetisches Ding, das bedeutet, dass die Hose nicht zugeht und man nur mit Leggings rumrennen kann, sondern er spannt wirklich und tut weh, und das hat nichts damit zu tun, was man gegessen oder nicht gegessen hat.

Daher ist die Diagnose «Reizdarm» meiner Meinung nach oft eine Verlegenheitsdiagnose oder, wie wir im Eng-

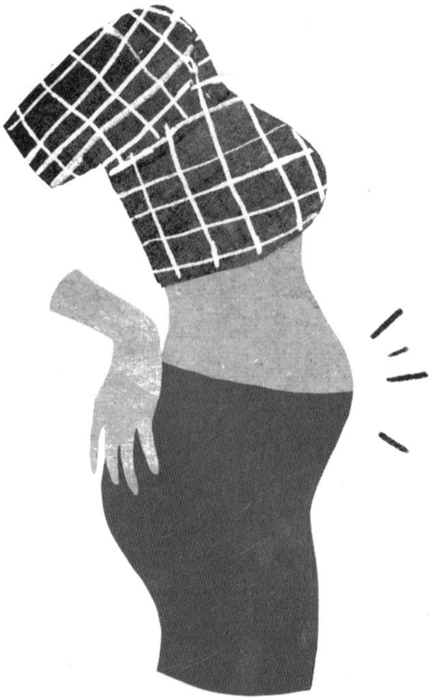

lischen sagen, eine *Dump Diagnosis,* mit der wir quasi allen merkwürdigen Krankheiten einen Namen geben können, weil wir Mediziner:innen sonst nur die Schultern zucken könnten. Ideal wäre, wenn die Kombi «Reizdarm» und Regelschmerzen bei jedem Mediziner die Alarmglocken klingeln lassen würde, aber dem ist leider nicht so. Wir Ärzt:innen reden nicht wirklich viel miteinander, und wenn der Internist einen Namen hat für deinen Zustand, kommt er normalerweise nicht auf die Idee, das mit der Gynäkologin zu besprechen und die Notizen zu vergleichen.

Darmbeschwerden in jeglicher Form können also bei jeder Endometriose auftreten, wie in diesen drei Fällen:

1.) Du hast Herde im kleinen Becken, aber auf dem Darm sind trotz Beschwerden keine zu sehen.
2.) Du hast Herde sowohl im kleinen Becken als auch auf dem Darm.
3.) Du hast Herde im Darm selbst, die von außen reingewachsen sind.

Letzteres stellt die schwerste Form des Darmbefalls dar und macht sich durch schlimmste Darmschmerzen beim Stuhlgang bemerkbar. Eine Patientin hat es mir mal so beschrieben: Es sei, als würde ihr Jack Nicholson wie im Horrorstreifen *The Shining* mit einem großen Fleischmesser einmal von oben nach unten durch den Bauch ziehen, wenn sie auf dem Klo sitzt.

Viele Ärzt:innen empfehlen zum Abklären von Beschwerden eine Darmspiegelung, und damit kann auch Endometriose diagnostiziert werden, wenn es denn wirklich was zu sehen gibt, also bei Endometrioseknoten im Darm

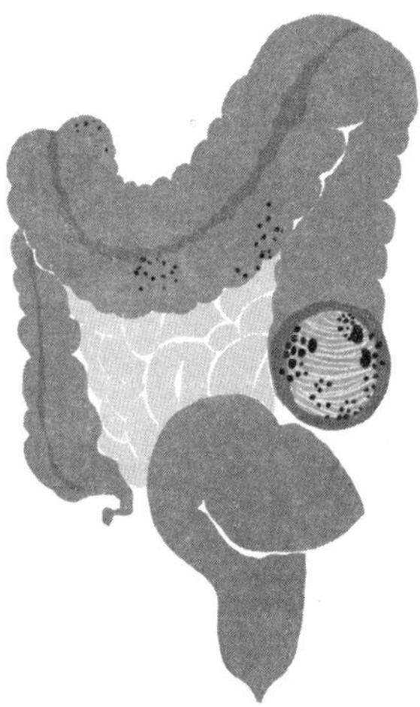

selbst (Fall 3). Wenn jedoch die Herde auf dem Darm liegen oder gar nicht am Darm (Fall 2 und 1), hat man Darmbeschwerden, aber in der Koloskopie wieder das frustrierende Ergebnis: ohne Befund. Viele Frauen haben beim Stuhlgang auch Blutungen aus dem Darm, was bei jeder Ärztin Alarmstufe Rot auslösen sollte. Hier darf man sich nicht abwimmeln lassen! Einer anderen Patientin von mir wurde eine unfassbare Schlichtheit unterstellt: Als sie beim Arzt sagte, sie blute während der Periode aus dem Darm, sagte er zu ihr, das Blut auf dem Klopapier käme bestimmt von der Vagina und sie würde sich das nur einbilden, sie wäre mit 24 noch zu jung für Darmbluten. Oh Mann.

Schlüssel Nr. 9: Blähungen, Übelkeit, Bauchspannen, Verstopfung, Durchfall, Darmkrämpfe außerhalb der Periode – all das kann Endometriose sein! Der Befall kann direkt an der Darmwand und massiv sein oder auch ein «Mitleiden» des Darms aufgrund der chronischen Entzündung im Bauchraum.

Next-Level-Blutungen

Aber nicht nur Schmerzen plagen Endo-Frauen: Oft ist ihre Blutung so extrem stark, dass sie regelrecht Perioden-Management betreiben müssen. Sie können nicht nur aufgrund der Schmerzen das Haus nicht verlassen, sondern auch, weil sie so stark bluten, dass sie innerhalb kürzester Zeit alle Periodenprodukte durchbluten. Eine langjährige Patientin erzählte mir davon, wie sie in Paris während eines wichtigen Geschäftsessens im schicksten Restaurant saß, als unerwartet ihre Periode einsetzte und ihre Wäsche sofort durchnässt war. Glücklicherweise war ihr Ehemann mit als Gast im Hotel, sodass sie ihn anrufen und er ihr Ersatzkleidung bringen konnte.

Frauen mit Endometriose haben aber auch oft Schmierblutungen oder unregelmäßige Blutungen, die auf hormonelle Probleme geschoben oder schlicht als «Stress» abgetan werden. Dabei ist das Problem häufig die Adenomyosis uteri, die im Ultraschall allerdings aussehen kann wie Myome, also gutartige Muskelknoten der Gebärmutter. Manchmal ist auch die Schleimhaut unregelmäßig, sodass die Verdachtsdiagnose «Schleimhaut-Polyp» fällt und zur Ausschabung geraten wird. So kann sich die Endometriose als «Myom» oder «Polyp» oder «hormonelle Störung» ausgeben. Daher ist es enorm wichtig, eine weitergehende Diagnostik zu betreiben: Mit einem MRT kann man zum Beispiel oft leichter zwischen Myomen und Adenomyosis uteri unterscheiden, bei einer Gebärmutterspiegelung sieht man, ob Polypen vorhanden sind. In Kapitel 3 gehen wir genauer darauf ein.

Böse Zwillinge Teil 2: Endometriose und interstitielle Zystitis

Endometriose hat noch einen zweiten bösen Zwilling, nämlich die interstitielle Zystitis. Dieser Begriff beschreibt eine sterile, chronische Entzündung der Harnblase aus unbekannten Gründen, welche zu chronischen Unterbauchschmerzen führt. Zur interstitiellen Zystitis – auch «IC» genannt – gehören eine Reihe von Symptomen, die sich zunächst anhören wie eine Blasenentzündung: schmerzhafte

Harnblase, ständiger Harndrang, häufige Toilettengänge, das Gefühl, die Blase nie wirklich entleeren zu können, Schmerzen beim Pipimachen – und das über längere Monate hinweg bei ausgeschlossener Infektion. Um die Diagnose zu sichern, kann man eine Blasenspiegelung machen, bei der man mit einer dünnen Kamera über die Harnröhre in die Blase hineinschaut: Hat die Blasen-Innenauskleidung aus völlig unklaren Gründen einen Schaden, der sich nicht durch eine chronische Infektion erklären lässt, deutet dies auf interstitielle Zystitis hin. Man vermutet als Ursache einen Fehler des Immunsystems (Kommt uns das bekannt vor?), aber Genaues weiß man nicht. Daher ist die IC eine weitere «Dump Diagnosis», also eine Verlegenheitsdiagnose, die man dann anwendet, wenn man alles andere ausgeschlossen hat und einem nichts mehr einfällt.

Man hat in Studien festgestellt, dass es große Überlappungen gab mit Patientinnen-Gruppen, die an chronischen Unterbauchschmerzen leiden: In einer bekannten Studie hatten 80 Prozent der Patientinnen beide Diagnosen.[14] Ob das in manchen Fällen daher rührt, dass die Harnblase direkt von Endometrioseherden befallen ist, oder ob die Blase mit gereizt ist, weil der gesamte Bauchraum samt Peritoneum in Flammen steht, muss im Einzelfall festgestellt werden. Manche Frauen, die sich die Gebärmutter und Eierstöcke entfernen lassen, leiden nach der OP immer noch unter chronischen Unterbauchschmerzen mit IC. Daher sollte man bei der Diagnostik der Endometriose immer eine Harnblasenspiegelung mit machen, gerade wenn man ohnehin eine Bauchspiegelung macht – das geht in einer Sitzung.

Endo, die Liebe und der Schmerz: Wenn Sex wehtut

Eins der intimsten und komplexesten Probleme, das bei der Endometriose entstehen kann, sind Schmerzen beim Sex. Diese treten meistens bei der tiefen Penetration auf, können einseitig oder beidseitig sein, stellungsabhängig auftreten oder auch hinten zum Kreuzbein ziehen. Oft berichten Patientinnen über Schmerzen, die noch lange nach dem Sex anhalten, bis zu einer Woche, manchmal begleitet von Blutungen. Manche haben schon bei der Selbstbefriedigung ein unangenehmes Ziehen, weil die Gebärmutter sich beim Orgasmus pulsierend und wellenförmig bewegt. Und wenn sie aufgrund von Verwachsungen an irgendwas festklebt, macht sich das entsprechend bemerkbar.

Die Schmerzen bei der Penetration können einerseits durch tiefe, infiltrierende Läsionen bedingt sein oder auch durch Verwachsungen, an denen beim Sex gezogen wird. Einige Frauen haben auch Knoten im Douglas-Raum, der

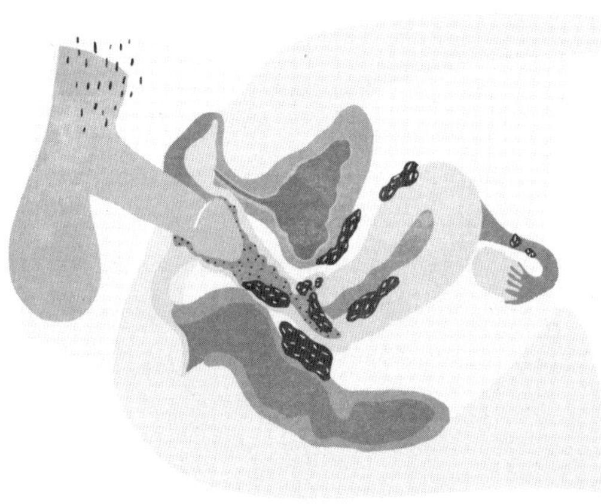

Sackgasse am tiefsten Punkt des Beckens, oder in der Vagina.

Wenn man Sex immer nur mit Schmerzen erlebt, macht das etwas mit einem. Das Gehirn signalisiert ja dauernd wie bei einer heißen Herdplatte: «Finger weg, das tut weh!» Im Gegensatz zur Herdplatte ist aber das Problem allein durch Verhaltensänderung (Herdplatte nicht mehr anfassen) nicht gelöst. Schließlich wollen wir Sex aus verschiedenen Gründen haben: um schwanger zu werden, weil wir Lust auf Sex haben oder uns sexy fühlen, zur Stressentlastung oder weil es zu einer Beziehung dazugehört. Man kommuniziert viel über Sex, das verbindet und schafft bestenfalls eine große Verbundenheit. Und wer will das nicht, diese Verbundenheit, diese Connection mit dem Partner? Und auch wenn es darum nicht geht – der kleinste gemeinsame Nenner, den alle sexuell aktiven Menschen haben, ist das Bedürfnis, sich normal zu fühlen. Also flüstert dein Herz dir zu: Versuch es noch mal. Vielleicht geht es besser, wenn du mehr entspannst. Vielleicht wird es mit ein, zwei Gläsern Wein vorher nicht so schlimm ...

... und es tut natürlich doch wieder weh. Vielleicht musst du abbrechen, weil es einfach nicht geht, oder aber du beißt die Zähne zusammen und hoffst, dass er aufhört.* Die Enttäuschung ist groß, mit dir selbst, mit deinem Körper, mit allem. Du stellst fest, dass der Versuch, Sex zu haben, eigentlich nur schmerzvoll enden kann – entweder es tut dir physisch weh, oder, wenn du abbrichst, seelisch. Das führt dazu, dass du Sex vermeidest und anfängst, überhaupt kei-

* Ich rede in diesem Zusammenhang vom biologischen Mann und vom klassischen Penis, schlicht, weil Sex zwischen zwei Frauen/Menschen mit Vagina in der Regel nicht penetrationsfixiert ist.

ne Lust mehr darauf zu haben. Was eigentlich total logisch ist – wer will schon etwas tun, das immer wehtut? Wer möchte sich andauernd schlecht fühlen?

Das hat natürlich diverse Auswirkungen auf die Partnerschaft und kann verschiedene Dynamiken auslösen:

- Sie fühlt sich schuldig, weil er so lieb und verständnisvoll ist und sie ihm selten oder nie das «herkömmliche» Sex-Erlebnis geben kann. Aus diesem Grund will sie alles in der Beziehung überkompensieren, schließlich ist sie aus ihrer Sicht keine «richtige» Frau, die tun kann, was alle anderen tun.
- Er versucht, alles über Endometriose zu lernen und zu verstehen und seine eigenen Bedürfnisse hintenan zu stellen, und fühlt sich schuldig, wenn er doch die Initiative ergreift. Vielleicht versucht er sogar, Sex auch nicht mehr zu mögen oder zu brauchen.
- Sie hat Angst vor dem Moment, wenn er ins Bett kommt. Wenn er schon diesen Blick hat ... oje. Diskussionen und Tränen folgen.
- Sex wird zu einem so belasteten Thema, dass beide gar nicht mehr darüber sprechen. Es wird einfach ignoriert.
- Und das schlimmste Szenario: Er nutzt ihr schlechtes Gewissen, weil sie dauernd Sex ablehnt, aus, und es entsteht ein ungleiches Machtverhältnis in der Beziehung. Seelische, verbale und sogar körperliche Misshandlungen können das Bild so einer toxischen Beziehung prägen.

Wenn ein negatives Erlebnis wie Schmerzen beim Sex sich immer wieder bestätigt, fängt man ganz selbstverständlich an, Sex nicht mehr zu mögen, ihn gar abzulehnen. Eventuell erweitert sich das Trauma des negativen Erlebnisses auf die Vagina. Sehr oft findet man keinen besonderen Grund dafür, dass Frauen mit Endometriose beim Sex auch schon Schmerzen am vaginalen Eingang haben; alle Abstriche sind negativ, alle verzweifelten Behandlungen mit Zäpfchen gegen einen Pilz oder Bakterien oder um die Flora der Vagina aufzubauen, haben keinen Effekt. Häufig rennen Frauen von Arzt zu Arzt und hoffen, eine Erklärung zu finden. Man kann zwar bei Endometriose Knoten in der Vagina haben, sie sind aber selten und liegen oft nicht am vaginalen Eingang, wo es wehtut.

Es gibt verschiedene Abstufungen von vaginalen Schmerzen beim Sex, die unter dem Dachbegriff der Dyspareunie zusammengefasst werden: Die leichteste Variante ist, wenn die Vagina am Eingang ringförmig wehtut. Die Penetration ist möglich, aber es ist unangenehm und brennt und kann auch lange nach dem Sex wehtun. Eine schwere Variante ist Vaginismus, was eine völlig unfreiwillige (!) Verkrampfung der Beckenbodenmuskulatur bezeichnet, bei der die Vagina sich ringförmig zusammenzieht. Oft ist keine gynäkologische Untersuchung möglich, geschweige denn das Eindringen eines Penis. Diese Schutzreaktion des Körpers ist vollkommen logisch und zielt darauf ab, einen vor Gefahr zu schützen; man sagt mit dem Körper, mit der Vagina, «Nein» zum Sex, weil es wehtut.

Bevor es so weit kommt, empfehle ich, als Paar die Dienste einer Sexualtherapeutin in Anspruch zu nehmen. Da ich aber auch Realistin bin und weiß, dass es manchmal leichter ist, einen Mann zur Prostatauntersuchung zu bewegen als zum Besuch beim Therapeuten, hier ein paar Tipps:

Hack Nr. 1: ***Miteinander intim zu sein, muss nicht immer gleich Penetration bedeuten.***

Man kann auch ohne Penetration ein Sexleben haben, zumal die meisten Frauen ohnehin besser über die klitorale Stimulation zum Orgasmus kommen. Wenn man sich das einmal bewusst macht, gibt es viel mehr Möglichkeiten als das klassische «Rein-Raus»: Man kann etwa Oralsex und Spaß sowohl beim Empfangen als auch beim Geben haben.

Sei kreativ und wirf, wenn nötig, ein paar Konventionen über Bord. Ich hatte eine Patientin, die sich eine künstliche Vagina (ja, so was gibt's) im Sex-Shop gekauft hat, sie nannte sie Pamela. Pamela kam zum Einsatz, wenn ihr Mann beim Sex das Penetrationsfeeling haben wollte. Pamela wurde zwischen ihre Beine geklemmt, und sie hat entweder in der Löffelchenstellung mit ihm gelegen und er hat sie von vorne klitoral befriedigt, oder aber in der Missionarsstellung, bei der sie sich selbst befriedigt hat. Klingt im ersten Moment befremdlich – die eigene Vagina durch ein künstliches Element auszutauschen –, so hat sie aber die Angst vorm Sex ablegen können, und beide hatten Spaß daran.

Hack Nr. 2: ***Freunde dich (wieder) mit Sex an und leg dir eine sexuelle Videothek zu.***

Nein, nein, ich meine das nicht wörtlich, sondern im Kopf. Wenn die Jahre des Schmerzes dir die Lust am Sex verleidet haben, sodass du gar nicht mehr weißt, was dich anturnt, kann ein erster Schritt sein zu schauen, was dir gefällt. Lies erotische Romane, schau Pornofilme (ich empfehle Filme von Erika Lust, die Erotikfilme für Frauen dreht, frei von Ausbeutung oder Menschenhandel). Lass dich in deinem Tempo darauf ein und fühl dich im wahrsten Sinn des Wortes dort hinein.

Hack Nr. 3: ***Kommunikation ist das beste Gleitmittel (und wirf Ralf aus dem Schlafzimmer).***

Ich erlebe bei vielen Patientinnen mit anderen chronischen Krankheiten, dass sie ihnen Namen wie «Ralf», «Harald» oder «Ingrid» geben. Wenn eine Krankheit einen persönlichen Namen hat, kann man sie leichter externalisieren und damit unverkrampfter darüber reden: «Ralf nervt heute.» «Ich nehme Schmerzmittel und hoffe, dass Ingrid die Klappe hält und ich den Tag bewältigt bekomme.» Das kann ein weiteres Tool sein, um wieder zueinanderzufinden. Denn Menschen (und besonders Frauen) benötigen den richtigen Kontext, um sich sexuell frei entfalten zu können, und ein sehr wichtiger Baustein dabei ist, sich sicher zu fühlen, safe, frei von Schäden oder Drohungen wie körperlichen oder seelischen Schmerzen.

Nach vielen Momenten des Herzschmerzes und der Enttäuschung ist es wichtig, sich wirklich gut mit dem Partner auszutauschen. Man muss sich wieder einander zuwenden, anstatt sich voneinander wegzudrehen. Hier kann es helfen, die Endometriose als einen gemeinsamen Feind zu betrachten und nicht als etwas, das du allein bekämpfen musst. In Australien haben Männer mit Depression angefangen, ihre Krankheit «The Black Dog» zu nennen, angeführt vom Schriftsteller und Illustrator Matthew Johnstone, der durch seine Arbeit und Kurzfilme das Gespräch über Depressionen unter Männern salonfähig machte. Wenn es ihnen nicht gut ging, war also der schwarze Hund wieder zu Besuch. Egal, wie man es erreicht – sobald man die Krankheit nach außen trägt, entsteht oft mehr Raum für beide Partner innerhalb der Beziehung.

Schlüssel Nr. 10: Gib deiner Endo, wenn es sein muss, einen Namen, um sie dann im Geiste aus deinem Schlafzimmer zu verbannen!

Bone-tired: Über Erschöpfung und dauerndes Sich-kaputt-Fühlen

Ein Symptom, das sehr oft übersehen wird, ist die Erschöpfung. 50 Prozent der Endometriose-Patientinnen tragen eine Müdigkeit mit sich rum, die sehr ausgeprägt sein kann.[15] Sie sind nicht einfach müde, sie sind richtig *durch*. Fühlen sich komplett am Ende, ausgelaugt, wie vom LKW überfahren. Bei manchen Frauen ist diese totale Erschöpfung bereits nach dem Aufstehen zu spüren, bei anderen nach einem halben Arbeitstag. Obwohl die Schmerzen bei der Bewältigung des Alltags das Problem Nummer 1 darstellen, liegt die Erschöpfung auf Platz 2 gleich dahinter.

Ein Nebeneffekt der Erschöpfung ist das damit einhergehende Stigma: Wer sich dauernd hinlegen muss, kaputt ist, nicht mit raus will zum Ausflug oder Ähnlichem, dem wird schnell Faulheit, Langweilertum oder Trägheit nachgesagt. Die Umwelt hat für Schmerzen vielleicht Verständnis, aber wenn man keine Schmerzen hat und dennoch zu Hause bleiben will, anstatt ins Kino oder zum Stadtfest zu gehen, ist das für Außenstehende schwer nachzuvollziehen. Daher ist es umso wichtiger, dass die Erschöpfung thematisiert wird – es wissen tatsächlich die wenigsten, wie dominant sie sein kann und dass sie bei Endometriose wirklich ein Dauerthema ist. Man kann der Außenwelt gut erklären, dass es sich so anfühlt, wie wenn eine Grippe im Anmarsch ist: Man ist einfach kaputt und das ständig.

In Studien zeigten sich auch langfristige Folgen der Erschöpfung wie Schlaflosigkeit (wer zu kaputt zum Schlafen ist, kennt das), Depressionen und Probleme am Arbeitsplatz. Es ist daher enorm wichtig, die Ärztin oder den Arzt darüber zu informieren, dass man dauernd müde und kaputt ist, gerade, wenn es sich um ein neues Symptom handelt, das mit schlimmer gewordenen Regelschmerzen gekommen ist.

In der Praxis wird daraufhin sicherlich auch der Eisengehalt im Blut gecheckt, denn man kann auch Läuse *und* Flöhe haben, also eine chronische Entzündung einerseits und Blutarmut von den starken Blutungen andererseits.

Schlüssel Nr. 11: Erschöpfung ist ein wenig bekanntes, aber häufiges Symptom der Endometriose! Mach deine Ärztin/deinen Arzt unbedingt darauf aufmerksam, denn es kann sein, dass sie/er selbst nicht daran denkt!

Schmerzhafte Sehnsucht: Unerfüllter Kinderwunsch

Eine der schwersten und belastendsten Folgen der Endometriose ist ohne Zweifel die Aussicht auf ungewollte Kinderlosigkeit. Deshalb ist die Erkrankung so gefürchtet und unter Umständen Wurzel andauernden Unglücklichseins, insbesondere wenn man bereits mehrere missglückte künstliche Befruchtungsversuche hinter sich hat. Es fühlt sich so an, als bliebe man selbst auf der Strecke, während alle Welt um einen herum Babys bekommt. Die Partnerschaft kriselt, und das Selbstbild verändert sich. Viele Frauen leiden allein und tragen Verletzungen davon, die keiner sieht.

Auf den ersten Blick scheint klar zu sein, warum man mit ausgeprägter Endometriose schwerer schwanger wird: Durch mechanische Hindernisse, Verwachsungen und Veränderungen der Eileiter wird sowohl der Transport des Eis als auch der Durchgang der Spermien blockiert. Doch das ist nur ein Teil der Geschichte. Auch Frauen mit mildem Befall und unbeeinträchtigtem Eileiter haben Schwierigkeiten, schwanger zu werden. Das liegt daran, dass Frauen mit Endometriose häufig eine schlechtere Eizellenreserve haben, also kaum gute, befruchtungsfähige Eizellen. Und selbst wenn sie kurz schwanger werden, ist die Zahl der Fehlgeburten hoch.

Es haben also mehrere Faktoren ihre Finger im Spiel, und die Wissenschaft hat Hinweise auf etwas Erstaunliches entdeckt. Ich weiß, ich versprach, dich nicht mit trockener Theorie zu belasten, aber die aktuelle Literatur zeigt, dass wir Gynäkolog:innen viele Jahre im Dunkeln tappten, und es lohnt sich auf alle Fälle, up to date zu sein, wenn du das Thema Fruchtbarkeit mit deiner Ärztin oder deinem Arzt auf Augenhöhe besprechen willst. Daher lass uns gemeinsam einen Blick auf die neuste Forschung werfen:

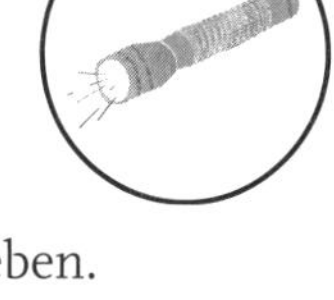

1.) Wir erinnern uns: Wir haben es im Bauchraum mit einer veränderten Situation zu tun: Das Peritoneum, diese hauchdünne Tischdecke, ist dauergereizt, und es werden Entzündungsmoleküle an die Umgebung abgegeben.

Wichtiger Fact: Wenn das Peritoneum gereizt ist, bildet es vermehrt Flüssigkeit, die im Bauchraum herumschwappt. In dieser Flüssigkeit schwimmen Entzündungsmediatoren, Moleküle, die während einer akuten Entzündungsreaktion ausgeschüttet werden und die Entwicklung des Eis im Eierstock beeinflussen sowie den Eisprung stören.[16]

2.) Die Spermien haben es in diesem Entzündungsmilieu deutlich schwerer zu überleben. Sie schwimmen schlechter und werden eher von müllfressenden Abwehrzellen namens Makrophagen attackiert.[17]

3.) Diese Entzündungsenzyme und -zellen haben im Tierversuch einen negativen Effekt auf die Embryonen gezeigt.[18] Außerdem entstehen dabei freie Radikale, die die Einnistung der Embryonen verhindern.[19]

4.) Normalerweise machen Eileiter eine wellenförmige Bewegung, um das Ei zu transportieren. Es zeigt sich, dass diese Bewegungsmuster bei der Anwesenheit von Entzündungsfaktoren verändert und gestört sind. Und auch die Gebärmutter macht unkoordinierte Bewegungen.[20]

5.) Der Rezeptor für das Gelbkörperhormon, der für eine stabile zweite Zyklushälfte zuständig ist, sowie Gene, die durch das Gelbkörperhormon aktiviert werden, scheinen bei Endometriose-Patientinnen gestört zu sein; das Resultat ist, dass Embryos es schwerer haben, sich einzunisten.[21] Außerdem scheint es eine Progesteronresistenz zu geben, sowohl in den Herden selbst als auch im heimischen Endometrium, was in einer relativen Östrogendominanz resultiert. Dieser Östrogenüberhang ist nachteilig für die Einpflanzung, denn wir brauchen Progesteron, damit sich das Embryo richtig wohl fühlt und sich gut einnisten kann.

6.) Das bisher Spannendste, was ich über Endometriose und Fertilität erfahren habe, ist Folgendes: Wissenschaftler:innen haben Hinweise gefunden, dass Zellen aus den Endometrioseherden wieder in die Gebärmutter zurückwandern, wie Lachse, die durch Flüsse und Ozeane zu ihrem Ursprungsort zurückschwimmen. Dort angekommen, verändern sie das Milieu der Schleimhaut und verhindern das Einnisten. Insofern zeigen Endometrioseherde viele Charakteristika von bösartigen Tumoren: Die Zellen streuen, wachsen ein und kommunizieren miteinander aus noch unklaren Gründen. Nur ist die Endometriose keine bösartige Krankheit. Gemein ja, aber nicht bösartig.

Man sieht also, dass die gestörte Fruchtbarkeit bei Endometriose viele Facetten hat: Es gibt anatomische, molekulare, genetische, hormonelle und noch dazu unbekannte Faktoren, die eine Rolle spielen. Das erklärt auch, warum man bereits bei milder Endometriose Probleme mit der Fruchtbarkeit haben kann. Und es gibt zahlreiche Frauen, die erst von ihrer Endometriose erfahren, weil sie eben nicht schwanger werden.

Was ist also zu tun? Ab wann sollte man sich auf Endometriose untersuchen lassen?

Als Faustregel gilt: Wenn beide Partner jünger als dreißig sind und regelmäßig Sex haben, dann sollte die Frau innerhalb eines Jahres schwanger werden. Wenn 12 Monate vergangen sind und der Test negativ bleibt, ist es an der Zeit, auf Ursachenforschung zu gehen. Allerdings ist die Wahrscheinlichkeit relativ hoch, dass die Ursache ein Spermienproblem ist, denn mittlerweile ist die Spermienqualität bei Männern um die Hälfte schlechter als vor fünfzig Jahren, und seit dem Jahr 2000 scheint sich die Verschlechterungsrate sogar verdoppelt zu haben.[22] Ein Spermienproblem kann allein die Ursache sein oder erschwerend hinzukommen, daher ist es angebracht, das durch einen simplen Test zu überprüfen.

Beim Gyn-Besuch ist es wichtig, alle Fakten darzulegen. Hier ist eine gute Kommunikation der Schlüssel zum Erstellen einer Roadmap für die Diagnosefindung und schlussendlich die persönliche Lösung für dich. Wie das am besten gelingt, schauen wir uns im nächsten Kapitel an.

3. Unpacking Endo – der Weg zur Diagnose

Dieses Kapitel schreibe ich vor allem für Frauen, die sich immer noch ohne Diagnose beziehungsweise nur mit halber Diagnose rumquälen und sich von ihren Ärzt:innen weder gesehen noch ernst genommen fühlen. Wenn du bereits eine Diagnose bekommen hast, hoffe ich, dass du nicht jahrelang leiden musstest, bis es so weit war.

Was du bei Ärzt:innen sagen und fragen musst

Es ist sehr wichtig, von Anfang an in die richtigen Hände zu kommen, und das beginnt mit der Auswahl der oder des Gynäkolog:in. Wenn du nicht schon eine gute Ärztin oder einen guten Arzt hast, zu der oder dem du Vertrauen hast, bei der oder dem du komplett du selbst sein kannst und dich gehört fühlst, ist es jetzt an der Zeit, Prioritäten zu setzen und die richtige Praxis für dich zu finden. Auf endometriose-vereinigung.de werden für jedes Bundesland zertifizierte Praxen aufgelistet, die auf Endometriose spezialisiert sind. Diese sind aber nicht unbedingt in jeder Stadt und Ecke Deutschlands zu finden. Falls du daher erst mal zu einem Gynäkologen in deiner Nähe gehen möchtest, gibt es ein paar Dinge, auf die du achten solltest:

1.) Wie sieht die Homepage aus? Hat er oder sie sich Mühe gegeben bei der Gestaltung des Internetauftritts? Wird man mit Fachsprache zugetextet oder ist die Botschaft klar, deutlich und menschlich? Wie wirkt der Arzt/die Ärztin auf dich? Ist das Bild stimmig?

Ich weiß, dass es viele Kolleg:innen gibt, die down to earth sind, mit denen man wirklich gut alles besprechen kann, die sich nicht zu schade sind, normal umgangssprachlich mit dir zu reden, und die sich Mühe geben, dich in die besten ihnen bekannten Hände weiterzureichen, wenn sie selbst nicht mehr weiterwissen. Diese Kolleg:innen sind meistens auch darum bemüht, eine einladende Website zu haben, und investieren Geld in ihren Auftritt.

Aber natürlich gibt es auch andere, die zum Beispiel eine uralte Website mit Bildern vom leeren Wartezimmer haben und entweder ewig lange Fachtexte in Medizin-Chinesisch schreiben oder sehr wortkarg sind. (Warum steht da «Termine nach Vereinbarung»? Was sonst? First come, first serve? Und warum schreiben manche immer noch «privat und alle Kassen»? Das ist komplett überholt, denn wer Kassenpatient:innen sieht, akzeptiert alle, egal ob BKK oder AOK.)

Ich achte persönlich auch immer auf das Bild und den Gesichtsausdruck. Sieht der Mensch offen aus? Guckt er freundlich oder grimmig? Manchmal steckt möglicherweise auch die Ehefrau oder jemand anders hinter der schönen Homepage, und der Kollege selbst ist eher introvertiert, was man vielleicht auf dem Foto spürt. Ich habe die Erfahrung gemacht, dass ein lebensnaher und gutherziger Mensch auf Fotos meistens auch als solcher zu erkennen ist. Sympathisch finde ich immer, wenn das Personal mit abgebildet ist. Eine gute Ärztin hat oft *People Skills* und ist deshalb auch eine gute Chefin, und eine gute Chefin hat meistens (nicht immer, leider) treues Personal, das über Jahre bleibt und zum festen Kern gehört.

Dann würde ich immer darauf achten, was für Schwerpunkte auf der Website thematisiert werden: Wird Pränataldiagnostik, also Schwangerenvorsorge, explizit erwähnt? Das könnte interessant sein, wenn du selbst einen Kinderwunsch hast, außerdem ist die Klientel oft jünger als zum Beispiel bei Ärzt:innen, die auf Hormone oder Brustdiagnostik spezialisiert sind.

2.) Wenn du anrufst, um einen Termin zu vereinbaren, ist es sehr wichtig, dass du dich am Telefon nicht abwimmeln lässt. Wenn du regelmäßig Schmerzen und Probleme hast und dich deshalb laufend krankmelden musst, musst du schneller als in drei Monaten drankommen. Du willst keinen Routine-Vorsorgetermin: Wenn du am Telefon als Erstes gefragt wirst, ob du zur Vorsorge kommen möchtest und aus Versehen «Ja» sagst, bekommst du garantiert erst sehr spät einen Termin. Daher ist es wichtig, von vornherein Klartext zu reden. Erfahrungsgemäß bekommt diejenige schnell einen Termin, die ihren Fall inklusive des Beschwerdebildes am besten beschreiben kann.

Auch Höflichsein bringt einen weiter. Ich habe mal sehr dringend einen Termin für eins meiner Kinder gebraucht, und nirgends war einer zu bekommen. Zudem wurde ich mehrfach am Telefon rüde «abgefrühstückt». Als ich dann endlich eine Dame am Telefon hatte, die zwar auch keinen Termin für mich hatte, aber nett und einfühlsam war, habe ich ihr das genau so gesagt: Ich habe mich für ihre verständnisvolle Art bedankt, weil sie die Erste war, die mir nicht über den Mund gefahren ist und mich am Telefon wie einen Menschen behandelt hat. Sie bedankte sich für die Anerkennung, und fünf Minuten später rief sie mich zurück: Es hätte gerade jemand abgesagt, wir könnten am nächsten Tag kommen.

3.) Aufnahmestopp? Sei trotzdem freundlich und angenehm am Telefon. Manche Sprechstundenhilfen machen sich die Mühe, deinen Namen und deine Nummer zu notieren, und rufen zurück, wenn es doch eine Möglichkeit gibt.

4.) Es gibt keine guten Gynäkolog:innen in deiner Umgebung, und die nächste Praxis, die für dich infrage kommt, ist 100 Kilometer weit weg? Fahr dahin! Lieber einmal in die richtige Praxis fahren als viermal in die falsche!

Wenn du beim Arzt oder bei der Ärztin im Behandlungszimmer sitzt, hab eine Liste mit Fragen parat, die du stellen möchtest. Lass dich nicht hetzen oder von einem vollen Wartezimmer beeindrucken – es geht um deine Gesundheit, und je mehr Informationen deine Ärztin hat, desto besser: Wenn du dir in einem Tagebuch oder in einer App deine «Schmerztage» notiert hast, zeig ihr oder ihm das. Wenn du dir regelmäßig den Bauch an der Wärmflasche verbrühst, sollte auch das dein Arzt unbedingt wissen. Wenn du einmal im Monat bei der Arbeit fehlen musst, weil du wegen der Periode außer Gefecht gesetzt bist, sage das. Wenn du Schmerzmittel nimmst, zum Beispiel Ibuprofen 600 mg oder 800 mg oder noch mehr, und sie bringen trotzdem nichts, ist das auf alle Fälle relevant und hilft, deine Beschwerden besser einzuschätzen.

Du kannst übrigens allein daran erkennen, ob dein Gyn

sich gut mit Endometriose auskennt, wenn er oder sie dir von sich aus spezifische Fragen stellt: Treten die Beschwerden nur während der Periode auf? Wurden sie mit den Jahren schlimmer? Ist die Verdauung ein Problem? Gibt es Schmerzen oder Probleme mit der Harnblase? Ist der Bauch oftmals gebläht? Tut es weh beim Sex? Ist eine unerklärliche Erschöpfung hinzugetreten? Wenn die Fragen in diese Richtung gehen, ist er oder sie schon auf dem richtigen Dampfer. Wenn du von dir aus diese Informationen lieferst, und er oder sie weiß sofort etwas damit anzufangen, bist du ebenfalls schon mal nicht am verkehrten Platz.

Der Arzt oder die Ärztin wird dich als Nächstes vermutlich auf dem gynäkologischen Stuhl untersuchen wollen. Wenn er oder sie hier die Krebsvorsorge und einen Abstrich vom Gebärmutterhals macht, hat das aber nichts mit Endometriose zu tun, sondern ist reine Routine und bietet sich an, wenn du schon mal da bist. Sag deinem Arzt/deiner Ärztin auf alle Fälle, wenn eine Stelle besonders schmerzhaft ist! Auch kann es sein, dass er oder sie dich rektal untersucht, also dir einen Finger in deinen Allerwertesten steckt – das ist vielleicht weird, aber notwendig, um zu fühlen, ob dort Knötchen sind oder Blut am Handschuh bleibt.

Zur Abklärung der Schmerzen ist außerdem ein Ultraschall wichtig – und genau hier kann viel schiefgehen, wenn der Arzt sich nicht gut auskennt:

Ultraschall – oder: Wie man sieht, sieht man nix, Teil 1

Wir Gynäkolog:innen lernen in unserer Zeit als Assistenzärzt:innen in der Klinik, wie man einen vaginalen Ultraschall macht. Die meisten von uns haben vorher keinen Plan, wie das geht oder worauf man genau achten muss. Es kann daher durchaus sein, dass, wenn du in die Klinik kommst und dort von einem Assistenzarzt untersucht wirst, dieser erst seit einem Jahr Ultraschalle macht und nicht wirklich viel Erfahrung hat. Man kann das scheiße finden, klar – doch es ist nun mal Realität in den meisten öffentlichen Krankenhäusern in der westlichen Welt, dass man von Anfänger:innen untersucht wird, weil diese Assistenzärzt:innen in Krankenhäusern ihre Weiterbildung machen.

Wir Ärzt:innen lernen zu schauen, wie die Gebärmutter aussieht, ob sie nach vorne oder nach hinten gekippt ist, wie die Gebärmutterschleimhaut ausschaut, wir lernen, die Eierstöcke zu finden, zu sehen, ob sie normal aussehen oder Zysten haben, zu schauen, ob freie Flüssigkeit im Douglas-Raum ist, ob die Harnblase voll oder leer ist, und natürlich, ob jemand schwanger ist. Das fasst es mehr oder minder zusammen.

Das ändert sich auch nicht zwingend, wenn wir in eine Praxis wechseln: Man muss sich schon zum Ziel setzen, sich wirklich gut mit Endometriose auszukennen, und sich in seiner Freizeit fortbilden – selbstverständlich auf eigene Kosten und unbezahlt. Ich würde daher sogar so weit gehen zu behaupten, dass die meisten Kolleg:innen nicht wissen, dass man bei Endometriose auf dem Ultraschall überhaupt nichts sehen *muss*, aber in manchen Fällen etwas sehen *kann.* Doch das geht nur, wenn Ärzt:innen wissen, worauf sie genau achten müssen, denn man erkennt nur etwas, das man bereits vom Sehen her kennt, so arbeitet das menschliche (und ja, auch das ärztliche) Gehirn. Daher: Wenn du wegen deiner Schmerzen eine Ultraschalluntersuchung erhältst und diese von einer Gynäkologin ohne spezielles Training durchgeführt wird, kann es sehr gut sein, dass das Ergebnis «Alles in Ordnung» lautet – obwohl ganz oft nix in Ordnung ist. Aber die meisten von uns haben das schlicht nie gezeigt bekommen, daher kennen nur wirkliche Endometriose-Cracks die Feinheiten des Endometriose-Ultraschalls. Außerdem kannst du, wie wir bereits besprochen haben, auch nur einen «milden» Befall haben, der im Ultraschall nicht offensichtlich ist.

Schlüssel Nr. 12: Ganz wichtig! Wenn du vermutest, dass du Endometriose haben könntest, ist es essenziell, dass du eine Ärztin oder einen Arzt aufsuchst, die bzw. der sich auf Endometriose spezialisiert hat!

Schauen wir uns die Geheimtipps der Cracks einmal an:

1.) **Das Fragezeichen:** Normalerweise ist die Gebärmutter nach vorne Richtung Harnblase gekippt. (Siehe Abbildung auf der nächsten Seite.) Bei Endometriose mit ausgeprägten Verwachsungen ist die Gebärmutter typischerweise nach vorne gerichtet, während die obere Hälfte nach hinten gekippt ist – daher der Spitzname. Das liegt daran, dass der «Kopf» der Gebärmutter durch Adhäsionen oft nach hinten gezogen wird, wie ein Mädel, dem man am Zopf zieht.

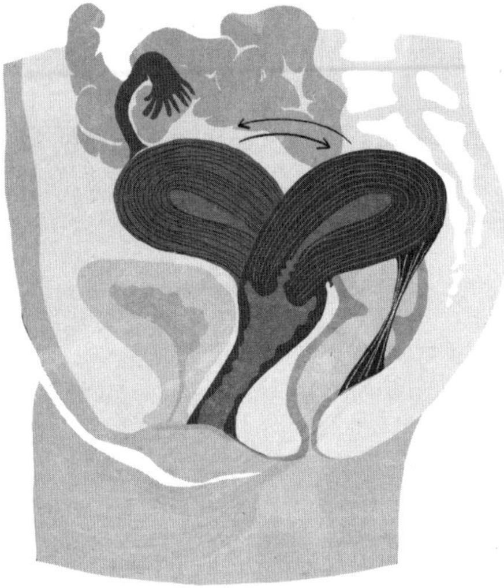

2.) Das Sliding Sign: Im Ultraschall kann man sehen, wenn der Darm hinten im Douglas-Raum mit der Gebärmutterwand verwachsen ist und sich die Organe nicht mehr frei umeinander bewegen können. Wenn sich alle Organe glücklich in ihrer natürlichen Umgebung bewegen können, dann rutschen sie beim Ultraschall aneinander vorbei, weshalb man es das *Sliding Sign* nennt. Wenn das Zeichen «negativ» ist, heißt es: Da rutscht nix, Verdacht auf Verwachsungen.

3.) Tief-infiltrierende Endometriose: Dabei kann der geübte Untersucher Läsionen im «Untergeschoss» des Beckens sehen, also meistens im Gewebe hinter dem Gebärmutterhals. Interessanterweise müssen diese nicht einmal bei einer Bauchspiegelung sichtbar sein, gerade wenn sie

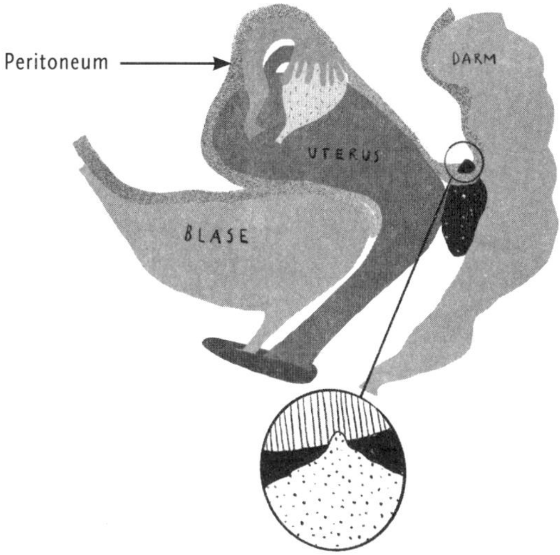

**Die Spitze des Eisbergs bei der TIE:
Sichtbar bei der Bauchspiegelung ist nur ein kleiner Teil,
der große Rest befindet sich unter der Oberfläche!**

an der Oberfläche harmlos aussehen (mehr zur Bauchspiegelung gleich). Ein sehr erfahrener Untersucher kann eventuell sogar Herde am Darm finden.

4.) **Schokoladenzysten:** Dies sind, wie wir wissen, eingeblutete Zysten am Eierstock, mit Zellabfall, entzündlichen Enzymen und altem Blut. Sie sind relativ leicht auszumachen, auch für Gynäkolog:innen ohne Endometriose-Schwerpunkt. Die Diagnose Schokoladenzyste muss immer eine Konsequenz haben, denn hundertprozentig befinden sich im Becken mehr Läsionen!

5.) Adenomyosis uteri: Bei dieser Schwester-Krankheit sehen wir im Ultraschall eine vergrößerte Gebärmutter, oft ist eine Wand dicker als die andere, und die Gebärmutterschleimhaut kann aufgebrochen und unscharf sein. Häufig wird die Adenomyose mit Myomen verwechselt, denn eine mit Myomen durchsetzte Gebärmutter kann ähnlich aussehen. Je nachdem, wo sich die Patientin im Zyklus befindet, sieht man eventuell eine aktive Schleimhautinsel in der Gebärmutterwand. Mit einem MRT lässt sich überprüfen, ob es sich um Adenomyose handelt oder Myome (mehr dazu auch gleich).

All dies sind Dinge, auf die Ärzt:innen im Ultraschall achten, die sich zu Endometriose fortgebildet haben. Wenn diese Punkte abgeklärt werden, weißt du, dass deine Ärztin sich fachlich mit Endo auskennt.

Und noch etwas: Wenn der Verdacht einer Endometriose vorliegt, sollte der Vollständigkeit halber in derselben Sitzung ein Ultraschall der Nieren gemacht werden, weil es seltene Fälle gibt, bei denen die Harnleiter durch die Endometriose verengt sind und sich still und leise Urin in den Nieren staut. Das machen jedoch viele Ärzt:innen nicht, weil sie nicht darauf geschult wurden, und außerdem macht uns die Gesundheitspolitik einen Strich durch die Rechnung: Der Mehraufwand und die zusätzliche Ultraschalluntersuchung werden monetär nicht honoriert, und was nicht bezahlt wird, wird irgendwann nicht mehr routinemäßig gemacht.

SPEICHELTESTS FÜR ENDO?

Während ich dieses Buch schreibe, kommen die ersten Speicheltests für Endometriose auf den Markt. Sie kosten ca. 800 Euro, und eine geregelte Übernahme der Kosten von den Kassen gibt es bisher nicht. Was hat es damit auf sich? In Frankreich haben Forscher:innen festgestellt, dass Endometriose-Patientinnen einen Biomarker im Speichel haben, den sogenannten mikro-RNA, auch mi-RNA genannt. In der Studie wurde der Test an 200 Frauen durchgeführt, mit einer Kontrollgruppe, und zeigte gute Ergebnisse: eine Sensitivität von 97 Prozent (das bedeutet, dass 97 Prozent der bekannten Frauen mit Endo auch einen positiven Test hatten) und eine Spezifität von 100 Prozent (alle gesunden Frauen hatten einen negativen Speicheltest).

Das klingt auf alle Fälle nach vielversprechender Zukunftsmusik. Ich persönlich würde das Ganze allerdings noch ein wenig beobachten – 200 Testpersonen sind nicht viele, und es sind noch einige Fragen offen: zum Beispiel, inwieweit Patientinnen, die die Pille nehmen, einen positiven oder negativen Test haben, wenn die Endo nicht aktiv ist, oder ob der Test auch bei Rückfällen ausschlägt. Auch war keine der Frauen, die in der Studie positiv getestet wurden, frisch operiert – wie würde der Test nach einer OP ausfallen? Und so weiter. Es ist aber definitiv *a thing to watch*, und wer das nötige Kleingeld hat, kann es ausprobieren. Am Ende hilft es sicherlich ein wenig mehr, die richtige Entscheidung zur Therapie zu fällen.

Wenn der Verdacht einer Endometriose und/oder der Adenomyosis uteri vorliegt, gehört sich zusätzlich zur Diagnostik eine MRT-Untersuchung. Auch hier sind wieder – richtig! – nicht alle Katzen grau, wir schauen daher genauer hin:

MRT – oder: Wie man sieht, sieht man nix, Teil 2

MRT steht für Magnetresonanztomografie – man nennt es auch eine Kernspinuntersuchung. Im Volksmund sagt man gerne, dass man in die «Röhre» kommt. Denn man liegt auf einer Liege und wird in eine große, runde Maschine gefahren. Die Untersuchung ist recht laut und macht so «Technomusik»-Geräusche, weshalb man einen Kopfhörer aufgesetzt bekommt (Warum gab es die früher nicht in den Clubs?).

Eine MRT arbeitet nicht mit Röntgenstrahlen, sondern nur mit Magnetwellen, weshalb es wichtig ist, alle Schmuckstücke und Metallgegenstände abzulegen. Die MRT macht «scheibenweise» Bilder in einer Ebene und kann so das Gewebe nach versteckten Läsionen untersuchen. Eventuell möchte der Radiologe auch ein Kontrastmittel spritzen, gerade wenn es ihm darum geht, Herde herauszufischen, die einen auffälligen Stoffwechsel haben, wie das bei bösartigen Tumoren der Fall ist. Sollte dein Radiologe Kontrastmittel nehmen wollen, wird er dich vorher fragen, doch das bedeutet nicht zwingend, dass er einen Verdacht hat, sondern erst mal nur, dass er differenzierter hinschauen möchte.

Es gibt Radiolog:innen, die Endo als «Steckenpferd» haben. Bevor du irgendwo einen Termin vereinbarst, ist es wichtig, das in Erfahrung zu bringen. In einer idealen Welt hätte deine Frauenärztin ihren besten Radiologen auf Kurzwahl abgespeichert oder sogar als WhatsApp-Kontakt – und das haben tatsächlich viele. Frag daher ruhig nach, ob der oder die Radiolog:in sich besonders für Endo interessiert. Wenn die Frage schon komisch aufgefasst wird, ist er/sie das vermutlich nicht oder aber deine Ärztin weiß es schlicht nicht. Ich weiß aber aus sicherer Quelle, dass es diese Kolleg:innen in der Radiologie gibt.

Wenn im MRT keine Hinweise auf Endometriose zu sehen sind, heißt das noch nicht, dass du nichts hast. Es kann sein, dass Herde auch im MRT übersehen werden, gerade wenn dort niemand ist, der sich speziell auskennt oder ein Auge dafür hat.

Wenn sowohl die Ultraschalluntersuchung als auch die MRT keine eindeutigen Ergebnisse bringen, stehen wir vor der ersten Entscheidung: Soll man erst einmal versuchen, die Schmerzen mit einer Antibabypille in den Griff zu bekommen? Das kann helfen, da diese die Hormonproduktion des Östrogens unterdrückt, welches das Wachstum der Endometrioseherde begünstigt, kommt aber sicherlich nicht für jede infrage. Wenn das der Fall ist, bleibt uns sowohl zur sicheren Diagnosefindung als auch zur Therapie nur ein Schritt, und der heißt: Operation. Und hier, meine Liebe, werden die meisten Fehler gemacht, also rück den Stuhl näher ran.

Das zweischneidige Schwert: die Laparoskopie

Die Laparoskopie, auch Bauchspiegelung genannt, ist eine der sichersten Methoden, um Endometriose endgültig zu diagnostizieren. Es handelt sich dabei um eine Operation

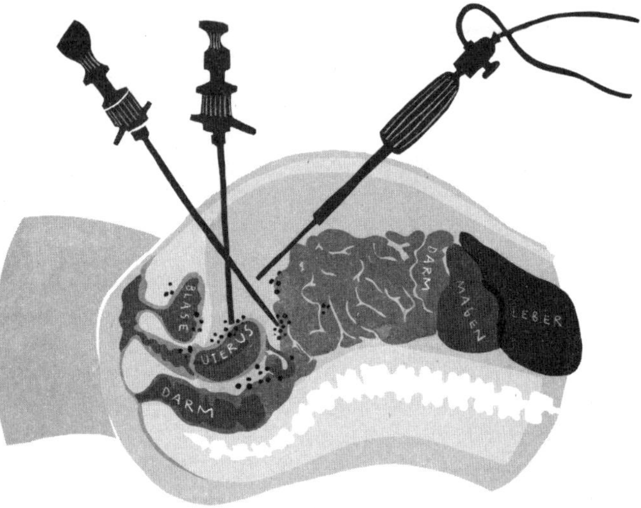

unter Vollnarkose mit der sogenannten «Schlüssellochtechnik»: Man macht einen kleinen Bauchnabelschnitt und lässt über eine hohle Nadel Gas in den Bauch hinein, damit er sich aufstellt wie ein Zelt. Anschließend geht man mit einer Kamera in den Bauch hinein. Weil Sehen allein nicht ausreicht und wir bei der Operation auch «Hände» brauchen, müssen außerdem links und rechts im Unterbauch kleine Schnitte für langstielige Instrumente gemacht werden. Das können zum Beispiel feine Zangen zum Festhalten sein oder Scheren – das sieht so ähnlich aus, wie beim Asiaten mit Stäbchen zu essen.

Dann muss man als Patientin «kopf-tief» gelagert werden, um die Schwerkraft im Bauch auszuhebeln, weil die Darmschlingen (und davon gibt es viele) sonst immer wieder ins Gesichtsfeld des Operierenden plumpsen.

Die oder der Operierende schaut die Gebärmutter an, die Harnblase, die Eierstöcke, die Eileiter, den Darm, die Bauchdecke, das komplette Becken, hinter der Gebärmutter und zum Schluss auch die Leber.

Endometriose hat viele Erscheinungsformen im kleinen Becken: rote Punkte, dunkelblaue Punkte, rote Schlieren, Adhäsionen wie feinste 15-DEN-Strumpfhosen oder Verwachsungen dick wie eine LKW-Plane.

Hier gilt es, erst einmal Gewebe zu entnehmen, um es für die Diagnose einzuschicken. Jetzt kommen auch die Stadien-Einteilungen zum Einsatz – wer sich dafür interessiert, kann im Internet nach «ENZIAN Einteilungen Endometriose» schauen. Diese Einteilung wurde entwickelt, um gerade die tiefe Endometriose gut zu dokumentieren, um eine Aussage über die Fruchtbarkeit der Patientin machen zu können und um den Befund Kolleg:innen in einer anderen Klinik einheitlich kommunizieren zu können.

Kein Operateur, egal wie erfahren und egal was vorher im Ultraschall oder MRT entdeckt wurde, weiß vorher *wirklich*, was ihn im Bauchraum erwartet. Manchmal ahnt man Böses, weil die Symptomatik der Patientin so stark ausgeprägt ist, und sieht dann einen relativ «milden» Befall (weshalb dieser gar nichts aussagt). Manchmal wird man vom Ausmaß überrascht, wenn man die Kamera einführt: überall Verwachsungen wie Lianen im Urwald, Organe, die aneinanderkleben, geschwollene, verklebte Eileiter, ein befallener Darm.

Und hier genau trennt sich die Spreu vom Weizen. Damit die Laparoskopie erfolgreich sein kann, ist es notwendig, dass die operierende Person speziell für Endometriose ausgebildet wurde. Erfahrung und Geschicklichkeit ist nicht nur das A und O – dein Schicksal und der weitere Verlauf der chronischen Erkrankung hängen in diesem Moment davon ab.

Schauen wir uns zwei Szenarien an.

Szenario A

Deine Frauenärztin schickt dich ins örtliche Krankenhaus, um dich operieren zu lassen. Du hast nichts dagegen, warum auch? Du wurdest dort geboren, deine Mutter schwärmt immer noch davon, wie nett alle bei deiner Geburt waren, und der Chefarzt der Gynäkologie hat sogar einen Professorentitel.

Liebe Leserin, das nützt dir alles einen Scheiß, wenn die spezifische Fachkompetenz fehlt, die man in einem zertifizierten Endometriose-Zentrum findet. Der Chefarzt mit Professorentitel ist vielleicht auf Brustoperationen spezialisiert, oder du kommst auf die OP-Liste des Assistenzarztes, der seinen OP-Katalog vollbekommen muss. Es ist immer auch ein Facharzt mit am OP-Tisch, klar, aber das ist kein Garant für State-of-the-Art-Qualität.

Am Tag der OP wirst du endlich in den Saal gefahren (vorher waren schon einige andere dran, der OP-Tag ist vollgepackt, und es herrscht Personalmangel). Du bekommst eine sehr gute Narkose, schläfst sofort tief und fest ein und bekommst nichts weiter mit.

Bei der OP stellen Assistenz- und Facharzt fest, dass du Endometriose hast. Sie entnehmen eine Probe und lösen die Verwachsungen, soweit sie können. Darmverwachsungen werden zurückgelassen, denn ohne entsprechende Erfahrung des Operateurs und ohne einen Bauchchirurgen auf Stand-by kann man deine Sicherheit nicht garantieren. Die Bauchchirurgen der Klinik sind leider gerade bei einer anderen großen OP und nicht verfügbar.

Man beschließt also, alle sichtbaren Herde wegzubrennen, Verwachsungen zu lösen, eventuelle Schokoladenzysten abzutragen, hinterher das aus der Zyste ausgelaufene Blut aus dem Bauch zu spülen und dich dann zur weiteren Betreuung wieder zu der Gynäkologin zu schicken, die dich eingewiesen hat. Da das Thema Kinderwunsch nie erwähnt wurde, kommt niemand auf die Idee zu prüfen, ob deine Eileiter durchgängig sind oder nicht.

Direkt nach dem Eingriff wird dir mitgeteilt, dass du Endometriose hast – zu diesem Zeitpunkt hast du Schmerzen und bist noch weit davon entfernt zu wissen, was du fragen musst und wie du es fragen musst. Es folgt kein richtiges Aufklärungsgespräch, dazu fehlt die Zeit.

Versteh mich jetzt bitte, bitte nicht falsch: Die Ärzt:innen sind keine kaltherzigen Zombies, das ist nur ein weiterer Arbeitstag für sie. Sie verstehen schon, dass diese Diagnose dein Leben verändert und du weitere Betreuung benötigst, aber das ist nun Sache der niedergelassenen Ärztin. Ihr Job ist es lediglich zu sehen, dass du dich gut von der OP erholst und nach Hause entlassen werden kannst.

Für eine Weile hast du nach der OP Ruhe vor den Schmerzen. Juhu! Doch dann kommen sie wieder, es ist wie im Fußball: Nach dem Spiel ist vor dem Spiel. Nur hast du jetzt Narben.

Doch zum Glück geht es auch anders.

Szenario B

Du kommst in eine Klinik, die ein Endometriose-Zentrum hat. Bereits beim Vorstellungstermin merkst du, dass deine Schmerzgeschichte detailliert abgefragt wird. Es folgt eine Untersuchung, die nur darauf abzielt, zu schauen, wo genau die Schmerzen auftreten. Es wird eine sehr detailreiche Ultraschalluntersuchung durchgeführt. Anschließend fällt die Entscheidung zur OP (wobei das bei Weitem nicht die Goldlösung für jede Frau ist – dazu später mehr). Im Vorfeld werden alle Vor- und Nachteile der OP mit dir besprochen, und es wird genau geplant. Wenn der Verdacht auf eine starke Darm- oder Harnblasenbeteiligung vorliegt, kann es sein, dass die OP zusammen mit einem Urologen oder einer Bauchchirurgin geplant werden muss. Eventuell musst du vorher einen Einlauf machen lassen, damit der Darm so leer wie möglich ist.

Der OP-Tag selbst verläuft zunächst ähnlich wie in Szenario A: Du kommst irgendwann dran, du wirst vom Assistenzarzt operiert, der diese Art von OP schon einige Male gesehen und durchgeführt hat und sehr sicher ist. Außerdem ist seine Oberärztin dabei, die sehr penibel bei der Laparoskopie ist und liebevoll bis pingelig auf Details achtet.

Bei der OP zeigt sich das Ausmaß der Endometriose: Es werden Proben entnommen, es werden aber auch tiefe Herde operativ herausgeschnitten und nicht nur oberflächlich mit Hitze verkokelt. Die OP kann durchaus mehrere Stunden dauern. Für Läsionen an der Blase wird ein Urologe auf Stand-by gesetzt, damit er im Falle einer Blasenverletzung beispringen und helfen kann. Darmverwachsungen werden gelöst, und tiefe Darminfiltrate werden von der Chirurgin entfernt. Schokoladenzysten werden «in toto» entfernt, das heißt: Man pflückt sie behutsam vom Eierstock, legt sie vorsichtig in ein Säckchen und entfernt sie, ohne dass ein Tropfen altes Blut ausquillt – schließlich führt diese Flüssigkeit später zu noch mehr Verwachsungen und legt sich wie Tapetenkleister gerne auf alles und in die kleinsten Ritzen. Es wird versucht, im Bereich des Eierstocks so vorsichtig wie möglich zu operieren, damit die wertvollen Eizellen, die noch da sind, erhalten bleiben. Zum Schluss prüft man mit einer blauen Lösung, ob die Eileiter durchgängig sind. Nach der Operation sieht der Bauchraum «aufgeräumt» aus. Eine oder zwei Drainagen werden gelegt, außerdem ein Harnblasenkatheter, und du kommst erst mal auf Station.

Anschließend gibt es sowohl ein Aufklärungsgespräch als auch ein ausführliches Gespräch bei der Entlassung, bei dem dir verschiedene weitere Therapiemöglichkeiten aufgezeigt werden.

Nach der OP fühlst du dich hoffentlich besser, und vielleicht bleibt auch dieses neue Lebensgefühl, ohne Schmerzen und Erschöpfung. Aber wenn nicht, weißt du, wo du zur weiteren Behandlung hingehen kannst.

Es gibt sowohl vor als auch nach einer OP viel zu wissen, das besprechen wir alles in Kapitel 4. Verschiedene Entscheidungsbäume können entstehen, das hängt mitunter von deiner persönlichen Lebensplanung ab, etwa, ob du einen Kinderwunsch hast – akut, latent, gar nicht oder gar nicht mehr. Mir ging es in diesem Kapitel darum, dich für die Realität von Patientinnen mit Endo zu sensibilisieren. Wenn man sich überhaupt nicht auskennt, wenn man all diese Begriffe noch nie gehört hat, wenn man sich blind auf Ärzt:innen verlässt, nur weil sie Ärzt:innen sind, kann es suboptimal bis schlecht laufen. Mir ist absolut bewusst, dass diese Art, Klartext zu reden, nicht bei all meinen Kolleg:innen gut ankommt, aber sei's drum. Wer mich kennt, weiß: Als meine Leserin bekommst du von mir ehrliche Facts, weil du die Wahrheit hören willst, weil du sie verkraften kannst und weil du selbst am Steuer deiner Gesundheit sitzen musst. Für alles andere haben wir keine Zeit.

4. Auf dem Weg zur Besserung – Behandlungsstrategien und was du tun kannst

Nach der Diagnose bleibt eigentlich nur eine Frage: Was kann man tun, um Endometriose loszuwerden?

Die schlechte Nachricht vorweg: Endometriose gilt als eine chronische Erkrankung, die eigentlich nie ganz weggeht (auch wenn die Forschung schon auf Fälle gestoßen ist, bei denen die Endometriose von allein weniger wurde). Das bedeutet, auch nach einer Operation kann die Endometriose wiederkommen, und die Pille trocknet sie durch Östrogenmanagement zwar aus, eliminiert die Herde aber nicht. Auch mit der besten Ernährung und Mindfulness-Meditation kann man Endometriose nicht gänzlich loswerden.

Die gute Nachricht: Mit der richtigen Therapie-Kombi kannst du sehr wohl Kinder bekommen und deine Schmerzen wesentlich reduzieren, und mit der richtigen Behandlung kannst du außerdem sehr wohl wieder Energie gewinnen, eine gesunde Sexualität genießen und wieder Spaß am Leben haben.

Heißt das, mit der richtigen Therapie wird man komplett schmerzfrei, und das für immer? Leider nicht. Wir Ärzt:innen haben dennoch einiges auf Lager, was wir unternehmen können, um die Endometriose in den Griff zu bekommen. Die Strategie hängt von einigen Faktoren ab, zum Beispiel:

- dein Alter,
- wo die Endometriose sitzt,
- wie das Beschwerdebild aussieht,
- ob du einen Kinderwunsch hast (jetzt/vielleicht später, aber im Moment nicht/gar nicht).

Die Behandlungsstrategien bei Endometriose haben sich in den letzten Jahren tendenziell geändert. Früher hat man viel und oft operiert. Heute rät man eher davon ab. Als Ärztin erlebt man zwar heute noch Patientinnen, die schon vier, fünf oder noch mehr Operationen hatten, weil die Schmerzen nach der OP immer wieder gekommen sind. Doch das ist nicht unbedingt förderlich, da man heute weiß, dass jede OP dem Eierstock schaden kann. Daher ist der erste Schritt nach der Diagnose die hormonelle Einstellung, also befassen wir uns zunächst einmal mit diesem – zugegebenermaßen etwas unbeliebten – Thema.

Hormonell: Pille, Spirale und Hormonblocker

Besteht der Verdacht auf eine Endometriose, steht man zunächst einmal vor der Entscheidung: OP oder nicht? Wenn eine Operation aus diversen Gründen nicht infrage kommt und die Patientin keinen Kinderwunsch hat, ist der nächste Schritt die Regelung der hormonellen Situation. Das macht man deshalb, weil die Endometrioseherde unter Östrogeneinfluss sehr freudig wachsen, im Prinzip analog zum heimischen Endometrium. Wir erinnern uns an den Bio-Unterricht: In der ersten Zyklushälfte wird Schleimhaut in Vorbereitung auf ein befruchtetes Ei aufgebaut. (Wer einen Refresher zum Thema weiblicher Zyklus braucht, kann all das hervorragend in meinem ersten Buch *Unverschämt – Alles über den fabelhaften weiblichen Körper* nachlesen. Oder im Internet. Easy peasy.)

Während man früher einfach eine Standard-Antibabypille verschrieben hat, die ein künstliches Östrogen und Gestagen enthält, ist heute eine Pille mit nur einem Gestagen, also einer Variante des Gelbkörperhormons, *first choice*. Man nennt diese Art von Pillen «Minipillen» oder auch «Progesterone Only Pills» (POPs). Das Rennen macht aber ein künstliches Hormonpräparat namens Dienogest. Dienogest ist als Wirkstoff offiziell zugelassen für die Behandlung von Endometriose, das heißt, dass du es auf Kassenrezept bekommen kannst und nicht dafür zahlen musst.

Dienogest ist in der Minipille als Einzelsubstanz enthalten und verhindert, dass die Schleimhaut in der Gebärmutter (und sonst wo) sich wieder aufbaut. Wie alle Pillen verhindert es den Eisprung und sorgt für einen dichten Schleimpropf am Gebärmutterhalseingang. Man nimmt die Pille durch, und im Idealfall bleibt die Blutung komplett aus.

Die Periode gar nicht mehr zu bekommen, ruft meiner langjährigen Erfahrung nach stets eine von zwei Reaktionen hervor: Entweder man findet es großartig, oder man findet es unnatürlich und irgendwie gruselig. Wenn du zur zweiten Fraktion gehörst, möchte ich dich beruhigen: Dein Körper «verlernt» nicht, die Periode zu haben. Man muss mit der Periode nicht entgiften oder altes Blut loswerden, und die Pille beeinträchtigt auch nicht die spätere Fruchtbarkeit. Viele vertragen die Pille auch sehr gut, dennoch ist die Liste der möglichen Nebenwirkungen und/oder Begleiterscheinungen lang. Das meiste, was im Beipackzettel steht, wird dich wahrscheinlich nie betreffen, weil da wirklich viele, auch sehr unwahrscheinliche Dinge aufgelistet werden. Wie meine alte Oberärztin immer sagte: Oft ist oft und selten ist selten. Daher besprechen wir hier nur die Top Five:

1.) **Blutungsstörungen:** Viele Frauen haben nicht oder nicht sofort «Blutungsruhe». Manche bekommen ihre Periode normal weiter, nur mit weniger Schmerzen und weniger Blut, manche haben eine halbwegs regelmäßige Blutung alle paar Wochen, andere haben immer wiederkehrende Schmierblutungen, und bei wieder anderen geht die Schmierblutung in eine Dauerschmierblutung über, die mehrere Wochen oder sogar Monate anhalten kann. Sehr nervig, ich weiß. Das liegt daran, dass die Minipille es oft nicht schafft, den Eierstock komplett auf «Flugmodus» zu stellen.

2.) **Gewichtszunahme:** Leider gehört zu den Minipillen das Problem der langsam mehr werdenden Kilos auf der Waage. Das ist bei allen so. Bei der Dreimonatsspritze ist es sogar wissenschaftlich nachgewiesen, dass Patientinnen im Schnitt in zehn Jahren zehn Kilo zunehmen. Uggh.

3.) **Kacklaune:** Stimmungsschwankungen und sogar Depressionen gehören leider zu den häufigsten Gründen, warum viele Frauen die Pille nicht oder nicht mehr nehmen wollen.

4.) **Akne:** Aus reiner Haut wird unreine Haut, und eine bestehende Akne kann sich verschlimmern.

5.) Libidoverlust: Viele Pillen wirken anti-androgen, das heißt, dass die «männlichen» Hormone wie das körpereigene Testosteron unterdrückt werden. Das führt dazu, dass die Lust auf Sex gedämpft wird, was sehr doof ist, denn kaum ist man ein Problem los (Schmerzen), hat man ein neues. Hier hilft nur aktives Gegensteuern, mit ganz viel Zeit und sehr guter Kommunikation.

Aber wenigstens eine gute Nachricht habe ich: Die POPs bringen keine Thrombose- oder Lungenemboliegefahr mit sich wie die klassische Antibabypille. Immerhin!

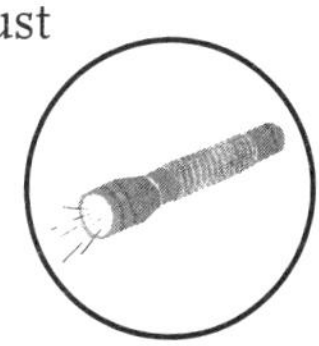

Ich persönlich verordne als Ärztin bei Libidoverlust (gerade, wenn er nachweislich hormonell verursacht wird) gerne niedrig dosiertes Testosterongel für Frauen. Dies ist strictly *off-label use*, das heißt, dass es in Deutschland kein zugelassenes, einheitliches Präparat für Frauen gibt, sondern bisher nur Standard-Medikamente für Männer. Das liegt an fehlenden großen Studien und noch mehr an der großen Furcht vor Vermännlichung. Diese Gefahr besteht aber wirklich nur, wenn man Testosteron in hohen Dosen zu lange unüberwacht nimmt. Viele Ärzt:innen haben allerdings keinerlei Erfahrung mit Testosteron bei Frauen, obwohl es einige Kolleg:innen schon seit Jahren verordnen – und zwar allen Unkenrufen zum Trotz mit großem Erfolg.

Während hierzulande viele Kolleg:innen noch die Hände über dem Kopf zusammenschlagen, ist man im Ausland längst wesentlich weiter: In Australien zum Beispiel ist in der Apotheke ein Gel für Frauen namens

«Androfeme» erhältlich, das 5 mg Testosteron per Hubspender abgibt, die täglich auf die Haut appliziert werden. Auch in Großbritannien geht man offener mit dem Thema um: Die NHS, also die nationale, gesetzliche Krankenkasse, empfiehlt, Testosterongel aus Portionstütchen über 8 Tage verteilt auf die Haut zu applizieren, anstatt wie bei Männern den Inhalt eines kompletten Tütchens. Ich verordne am Anfang zum Beispiel 4 bis 8 mg Testosteron und schaue, wie es anschlägt. Das muss aber nicht jede:r so machen, das gehört zu meinem Repertoire aus der Trickkiste Dr. Sheila de Liz. Ich spreche das vorher immer sehr gut mit den Patientinnen ab, zumal Testosteron sehr teuer ist und von keiner Kasse Deutschlands – auch nicht von den privaten – übernommen wird.

Fazit: Bei Libidoverlust ist die Gabe von sehr niedrig dosiertem Testosteron über die Haut einen Versuch wert. Das Gute: Der Effekt stellt sich schnell ein. Wenn man nach sechs Wochen immer noch nichts merkt, kann man es einfach wieder lassen und hat nichts verloren.

Dienogest hat aber – trotz der möglichen Nebenwirkungen – sehr viele bemerkenswerte Fähigkeiten, die über die einer «normalen» Pille hinausgehen. Wir erinnern uns, dass Endometrioseherde sich ihre eigene Nerven- und Blutversorgung bauen, so wie Menschen im Schrebergarten ihre eigene Stromversorgung brauchen. Sie initiieren die Herstellung eigener Blutgefäße und neuer Nervenfasern, die das Schmerzempfinden weiterleiten. In Studien ließ sich nachweisen, dass Dienogest diese Bildung von neuen

Blutgefäßen und Nervenfasern verhindert,[23] also die interne Versorgung begrenzt. Außerdem verhindert es direkt an den Endometrioseherden und auch im hauseigenen Endometrium die Bildung von Östrogen und schafft somit ein eher östrogenarmes und gestagenreicheres Milieu. Auch hat man beobachtet, dass Dienogest die Größe von Schokoladenzysten reduzieren kann.

Wenn man mit der Minipille nicht zurechtkommt, kann man es auch mit einer «normalen» Pille mit Östrogenen versuchen (auch Mikropille genannt). Auch das kann gut funktionieren, in der Tat haben wir früher bei Endometriose nur niedrig dosierte Antibabypillen verordnet. Sie haben bloß den potenziellen Nachteil, dass sie auch Östrogene enthalten, die die Endometrioseherde weiter stimulieren könnten. Außerdem soll man sie klassischerweise nicht durchnehmen, um die Periode zu bekommen, was eher suboptimal ist. *Aber* man kann auch diese Pillen völlig bedenkenlos durchnehmen! Die Pillenpause ist lediglich eine von der Pharma-Industrie erdachte Marketingstrategie, weil viele Frauen die Pille abgelehnt hätten, wenn ihre Blutung komplett ausgeblieben wäre. Die Schmierblutungsrate ist bei der klassischen Antibabypille deutlich niedriger, weil sie es meistens hervorragend schafft, den Eierstock auf stumm zu stellen.

Die klassische Antibabypille hat alle Nebenwirkungen, die die POPs auch haben, aber noch einige mehr: Sie belastet die Leber und erhöht die Gefahr für Thrombosen und Lungenembolien (siehe oben), und auch Diskussionen um eine mögliche (wenn auch dezente) Erhöhung des Brustkrebsrisikos machen immer wieder die Runden. Daher sollte man bei einer hormonellen Behandlung wenn möglich eher mit POPs anfangen.

Alle POPs wie zum Beispiel Dienogest muss man relativ strikt immer zur selben Uhrzeit einnehmen. Wenn das eine Herausforderung ist, etwa aufgrund von Schichtarbeit oder vielen Reisen, ist eine Hormonspirale eine Alternative. Es gibt verschiedene Sorten, aber am gängigsten ist die Mirena-Spirale. Diese wird während der Periode eingesetzt. Die Hormonspirale hat um ihren Körper einen Stab, der die Hormone langsam an die Umgebung abgibt. Dies hält die Gebärmutterschleimhaut flach und verhindert im Idealfall die Periode. Natürlich kann es sein, dass der Eierstock nicht komplett ausgeschaltet wird und du trotzdem über Wochen oder Monate unregelmäßige Schmierblutungen hast.

Das Einsetzen der Hormonspirale ist relativ schmerzhaft, daher empfehle ich bei jungen Patientinnen eine Kurznarkose. Auch nach dem Einsetzen zieht es für ein paar Tage im Unterleib, und es ist möglich, dass der Körper die Spirale wieder ausspuckt. Diese Art der Abstoßung passiert oft bei der Periode, daher empfiehlt es sich, die Spirale nach der nächsten Periode im Ultraschall kontrollieren zu lassen.

Gerade bei Adenomyosis uteri (wir erinnern uns: Endometrioseherde in der Gebärmutterwand) ist eine Hormonspirale eine kluge Idee und auf alle Fälle einen Versuch wert.

Wenn weder POPs noch die Hormonspirale helfen und auch bei Fällen von sehr ausgeprägter Endometriose stehen uns als Steigerung noch die GnRH-Analoga zur Verfügung. Das sind Spritzen in den Muskel, die über einen hormonellen Rückkoppelungsmechanismus die Eierstöcke komplett ausschalten und einen im Volksmund «vorzeitig in die Wechseljahre schicken». Das ist eine krasse Aussage, und da wird einem als junge Frau sicherlich klamm ums Herz, wenn man das als Therapiemöglichkeit vorgeschlagen bekommt.

Warum wird denn so was Schreckliches überhaupt vorgeschlagen? Ist den Ärzt:innen das Einzelschicksal einer Frau gleichgültig?

Nein, natürlich nicht. Die GnRH-Analoga sind nicht zur Dauereinnahme gedacht, sondern nur für sechs Monate, und der Prozess ist komplett reversibel. In dieser Zeit durchlebt man aber oft das volle Wechseljahresprogramm, das geprägt ist von Zeichen des Östrogenmangels: Hitzewallungen, Depressionen, Körper- und Gelenkschmerzen sowie eine trockene, empfindliche Vagina können die Lebensqualität deutlich mindern. Aber auch dafür gibt es Lösungen in Form einer sogenannten «Add-back-Therapie»: Man fügt kleine Mengen Östrogen wieder hinzu, meistens in Form von Gels, die auf der Haut aufgetragen werden, um eine Beschwerdelinderung zu erreichen. Wenn man die Spritzen wieder absetzt, springt der Zyklus wieder an, und die «künstlichen Wechseljahre» sind verpufft.

Es gibt viele Frauen, die unter GnRH-Analoga wirklich so etwas wie ein normales Leben führen können und deshalb die anderen Beschwerden in Kauf nehmen, aber länger als maximal sechs Monate sollte man sie nicht bekommen, denn eine längere Verwendung kann zur Ausdünnung der Knochen führen. GnRH-Analoga werden inzwischen zunehmend seltener eingesetzt, seitdem man in mehreren Studien gesehen hat, dass der Effekt auf die Endometrioseherde und auf die Symptome ähnlich wie bei Dienogest sind.[24] Man hat ja bei Dienogest in der Regel keine Wechseljahresbeschwerden, dafür eher mal Schmierblutungen, die unter GnRH kaum vorkommen.

Man setzt die Hormontherapie ein, wenn eine Operation nicht infrage kommt oder auch nach einer OP: Wenn man zum Beispiel Dienogest nach einer laparoskopischen Entfernung der Endometrioseläsionen einnimmt, verhindert dies eher einen Rückfall. Und bei sehr hartnäckigen Fällen wird zumindest das Zeitintervall zwischen den operativen Eingriffen verlängert.

Allerdings hat die hormonelle Behandlung ihre Grenzen, spätestens dann, wenn sich die Patientin ein Kind wünscht. Daher sind operative Eingriffe ein weiterer wichtiger Baustein der Therapie.

Operationen

Wie wir bereits in Kapitel 3 angerissen haben, benötigen wir zur wirklich gesicherten Diagnose eine Operation. Das heißt aber nicht, dass man nicht vorher tätig werden sollte – wie wir inzwischen wissen, kann man auch ohne vorherige OP eine Hormontherapie beginnen, wenn der starke Verdacht auf Endometriose besteht.

Eine Operation ist nicht nur sinnvoll, um endlich eine klare Diagnose zu erhalten, sondern auch, weil man bei einem gut geplanten Eingriff viel mehr erreichen kann: Schokoladenzysten können entfernt werden ebenso wie tiefe Herde – je nach Lage und Tiefe –, und oft haben die Patientinnen anschließend eine deutliche Reduktion der Beschwerden.

Der Clou ist, die Operation gut zu timen: Wenn ein Kinderwunsch noch nicht im Vordergrund steht, ergibt es eventuell mehr Sinn, zunächst eine Hormontherapie zu machen, und später, wenn der Kinderwunsch akuter wird, eine Operation vorzunehmen. Im Anschluss an einer Operation kann man dann beginnen, entweder gezielt Sex zu haben oder eine Kinderwunschbehandlung vorzunehmen.

Schlüssel Nr. 13: Es ist sehr wichtig, vor einer Operation die hormonelle Behandlung abzusetzen und anschließend zwei bis drei Perioden abzuwarten! Das kann durchaus sechs bis acht Monate dauern und hat den Hintergrund, dass viele Herde unter der Pille im OP-Feld nicht sichtbar sind, aber nach Absetzen der Pille, zum Beispiel aus Kinderwunschgründen, wieder aufflammen.

Wiederholte OPs, nur um die Schmerzen in den Griff zu bekommen, sollten auf jeden Fall vermieden werden. Jedes Mal, wenn am Eierstock gearbeitet wird, besteht die Gefahr, dass wertvolle Eizellen zerstört werden. Das kann auf Kosten der Fruchtbarkeit gehen, daher ist jeder Eingriff gut abzuwägen!

DER AMH-WERT – WAS SAGT ER AUS, UND WARUM IST ER WICHTIG?

AMH steht für Anti-Müller-Hormon und ist ein Wert, den man im Blut bestimmt. Je mehr gesunde Eizellen im Eierstock sind, desto höher ist der AMH-Wert. Insofern ist der AMH-Wert altersabhängig: In jungen Jahren hat man eher einen höheren, der dann mit den Jahren abnimmt. Wie schnell das passiert, hängt neben dem Alter von Faktoren wie Genetik, Lifestyle, Stress und Traumata aller Art ab, physisch wie psychisch. Ein physisches Trauma, das weiß man heute, stellen Operationen am Eierstock dar, auch vermeintlich oberflächliche Traumata, wie zum Beispiel die Blutstillung eines kleinen Gefäßes mit elektrischem

Strom. Daher gilt es heute bei Operationen von Frauen, die einen Kinderwunsch haben – sei es ein latenter oder auch ein Irgendwann-will-ich-Kinder-aber-nicht-jetzt-Gefühl –, den Eierstock wie ein rohes Ei zu behandeln!

Es gibt verschiedene Arten von Operationen:

- eine Bauchspiegelung (Laparoskopie)
- eine Sanierung per Bauchschnitt (Laparotomie)
- eine Gebärmutterentfernung (Hysterektomie)

Bei jeder Art der Operation kann es sinnvoll sein, Ärzt:innen anderer Fachrichtungen wie zum Beispiel der Urologie oder der Bauchchirurgie hinzuzuziehen. Auch kann es, je nach Symptomen, sein, dass eine Darmspiegelung oder Blasenspiegelung gleich mitgeplant wird. Wenn nach dem Ultraschall zum Beispiel der Verdacht auf eine Harnblasen-Endometriose besteht oder sogar ein Stau des Urins in einer Niere zu sehen war, sollte dringend ein Urologe hinzugerufen werden, um diesen Part der Operation zu übernehmen, denn jede Disziplin ist für ihre Organe zuständig.

Laparoskopie

Eine Laparoskopie ist zunächst einmal dazu da, die Diagnose zu stellen und das Ausmaß der Endometriose zu dokumentieren. Dann aber hoffentlich auch, um die Herde so gut wie irgend möglich zu entfernen. Daher ist es – das habe ich hoffentlich bereits ausreichend betont – so wichtig, sich von vornherein an die Expert:innen unter den Expert:innen zu wenden, damit bei der ersten Operation möglichst beides erreicht wird: nicht nur die Diagnosestellung, sondern auch die Entfernung von Endometrioseherden und so vielen Verwachsungen wie möglich, damit die Organe sich wieder freier bewegen können. Das Ausmaß der Entfernung und der Mobilisierung hängt entschieden (!) vom Können und von der Erfahrung des Operierenden ab.

Was muss du noch über eine Laparoskopie wissen? Nun, zunächst einmal, dass es sich um eine OP mit Vollnarkose handelt. Die Vollnarkosen von heute sind allgemein sehr gut verträglich, man muss sich daher nicht sehr sorgen: Man bekommt ein Medikament gespritzt, schläft schnell ein und wacht gefühlt nach einer Sekunde wieder auf, und alles ist vorbei.

WHILE YOU WERE SLEEPING

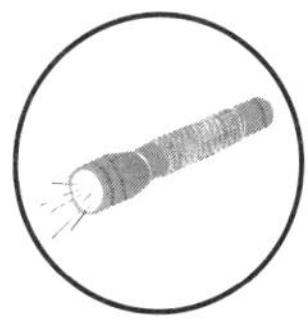

Das passiert während der Narkose bei einer Bauchspiegelung: Du wirst in den OP-Saal gefahren und bekommst einen Harnblasenkatheter gesetzt, damit deine Blase entleert ist. Eine leere Harnblase sieht aus wie ein Luftballon ohne Luft, bleibt bei der OP aus dem Weg und damit in Sicherheit. Du liegst auf dem OP-Tisch, und die Haut am Bauch wird mit einer braun-gelben Jodlösung desinfiziert, damit man den desinfizierten Bereich gut ausmachen kann.

Du kommst in «Kopftieflage», das heißt, der Tisch wird nach hinten gekippt, damit die Darmschlingen alle Richtung Kopf fallen und aus dem Weg sind – sonst verdecken sie wie eine umgedrehte Schüssel Spaghetti den unteren Bauchraum, und die Ärzt:innen können nicht gescheit arbeiten. Ein kleiner Hautschnitt wird in den Nabel gesetzt, und über eine hohle Nadel wird Gas in den Bauch gelassen, damit dieser sich wie eine Luftmatratze aufbläht. Dann zieht man die Nadel heraus und führt das Laparoskop ein, das über ein Kabel an einen Monitor angeschlossen ist. Jetzt erst sehen der Operateur und die restliche OP-Crew, was im Bauch los ist – vorher ist der Bauchraum, gerade bei Patientinnen mit Verdacht auf Endometriose, eher eine Blackbox.

Rechts und links müssen zwei Zusatzschnitte gesetzt werden für das Arbeitswerkzeug, dann geht es los: Es wird geschnitten, gehalten, auseinandergetrennt und verödet, je nachdem, was man vorfindet. Schokoladenzysten werden vom Eierstock abgeschält und in einen Sack gelegt, Verwachsungen gelöst, Verklebungen getrennt. Wenn es um die Frage der Durchgängigkeit der Eileiter geht, wird über die Gebärmutter eine blaue Lösung gespritzt, die über die Eileiter in den Bauchraum gelangen soll: Wenn die blaue Farbe an den Eileiterenden austritt, sind sie frei passierbar.

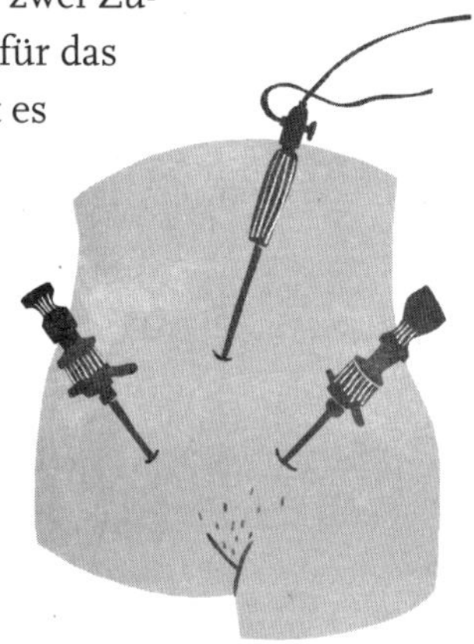

Nach Abschluss der Operation entfernt man die Instrumente, und die Luft wird so weit wie möglich aus dem Bauch wieder rausgelassen. Eventuell wird dir eine Silikon-Drainage in den Bauch gelegt, die maximal ein bis zwei Tage verbleibt, um sich im Nachgang entwickelndes Blut oder Wundwasser herauszulassen. Du bleibst dann auch auf Station, bis die Drainage gezogen wird – der Moment ist ein wenig strange, du fühlst, wie etwas aus dir herausgezogen wird, dann ist es aber auch schon rum.

In der Regel wird angestrebt, eine Laparoskopie ambulant zu halten, das heißt, dass die Patientin am selben Tag noch wieder nach Hause gehen kann, aber manchmal klappt das leider nicht. Natürlich kann man dich nicht auf-

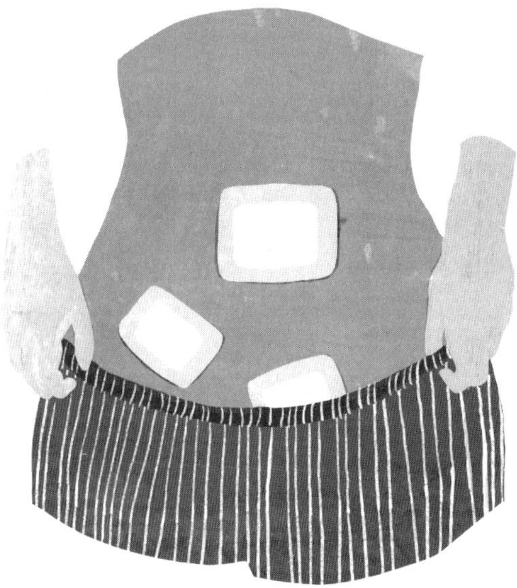

halten, wenn du entlassen werden möchtest – eine Klinik ist kein Gefängnis, und wir Ärzt:innen sprechen lediglich Empfehlungen aus. Wenn du dich nicht daran hältst, musst du schriftlich bestätigen, dass du auf eigene Verantwortung heimgehst. Mein Rat lautet jedoch, zur Beobachtung dazubleiben, wenn der behandelnde Arzt es für sinnvoller hält. In der Klinik fühlt man sich oft vollkommen okay, weil man sich dort kaum belastet, aber zu Hause macht man doch mehr und kommt schneller an seine Grenzen.

Da der Eingriff «minimalinvasiv» war, möchte man meinen, dass man danach schnell wieder auf den Beinen ist. Die Realität sieht leider anders aus: Oft dauert es drei bis vier Wochen, ehe man wieder einigermaßen belastbar ist, und zwar unabhängig davon, ob viel oder wenig Gewebe entfernt wurde. Die Luft im Bauch ärgert einen, und ich vergleiche das gerne mit einer Luftmatratze, aus der man nie komplett die Luft herausbekommt, wenn man sie zusammenpacken möchte. Diese Restluft steigt oft unter das Zwerchfell, reizt den Vagusnerv und bereitet Schulterschmerzen. Das ist sehr wichtig für eine eventuelle Krankmeldung – bereite deinen Arbeitgeber darauf vor, dass er mindestens drei Wochen auf dich verzichten muss.

Laparotomie

Wenn die Schäden durch die Endometriose zu ausgeprägt sind, steigt man während der OP auf einen Bauchschnitt, eine Laparotomie, um. Das passiert selten, aber wenn, geht es oft darum, dass ausgedehnte Eingriffe an der Harnblase oder am Darm gemacht werden müssen, die sich laparoskopisch nicht oder nicht mit ausreichender Sicherheit durchführen lassen. In massiveren Fällen ist der Harnleiter betroffen, wodurch sich Urin in der Niere staut, oder es müssen sogar Teile vom Darm entfernt werden, was einen vorübergehenden künstlichen Darmausgang notwendig macht. Das sind aber wirklich Ausnahmefälle und nicht die Norm.

Ein Bauchschnitt bei der Laparotomie kann ein Unterbauch-Querschnitt sein wie beim Kaiserschnitt oder in extremen Fällen ein Längsschnitt vom Schambein zum Bauchnabel.

Die Erholungszeit nach einem Bauchschnitt ist natürlich länger, die Patientin wird auf alle Fälle für ein paar Tage stationär im Krankenhaus aufgenommen und hat meistens eine oder zwei Drainagen. Nach einem Bauch-Querschnitt fällst du für mindestens vier Wochen aus, bei einem Längsschnitt eher sechs.

Schlüssel Nr. 14: Anschlussheilbehandlung nicht verpassen!

Wer nach einer Operation die Diagnose Endometriose erhalten hat, hat bis 14 Tage nach der OP das Anrecht auf eine Anschlussheilbehandlung. Dort werden Behandlungen und Anwendungen gemacht, die nachweislich auf psychischer und physischer Ebene viel bringen. Eine Anschlussheilbehandlung wird in einer Kurklinik durchgeführt, die sich auf Endometriose spezialisiert hat. In jedem Krankenhaus gibt es einen Sozialdienst, der diese Anschlussheilbehandlung für dich beantragen kann, daher bitte den Stationsarzt darum, dass der Sozialdienst für dich tätig werden soll, das passiert nicht unbedingt automatisch. Die Heilbehandlung muss spätestens 14 Tage nach der OP begonnen werden, damit die Kosten von der Krankenkasse übernommen werden!

Gebärmutterentfernung: Wann Scheißidee, wann beste Idee ever?

Jetzt gibt es immer wieder die Frage von verzweifelten Frauen, die die Nase voll haben: «Kann ich nicht einfach alles wegmachen?»

Die einzig richtige Antwort lautet: Es kommt darauf an.

Die erste und entscheidende Regel bei einer Gebärmutterentfernung ist aber, dass deine Familienplanung definitiv abgeschlossen sein muss, und die zweite, dass diese Entscheidung allein von dir ausgeht – und nicht von deinem Arzt oder sonst jemandem. Wenn sie deine alleinige Entscheidung ist, wohlüberlegt und nach Ausschöpfen aller anderen Möglichkeiten, dann darf der Dialog mit deinem Arzt beginnen.

Aber wann macht sie wirklich Sinn und wann ist sie eine schlechte Idee?

Eine Gebärmutterentfernung – in der Fachsprache Hysterektomie genannt – kann eine Erlösung sein, wenn die Regelschmerzen mehr von einer ausgeprägten Adenomyosis herrühren und weniger von Verwachsungen und Endometrioseherden im Bauchraum. Auch wenn massive Blutungen involviert sind, die dir die Lebensfreude rauben, ist die Gebärmutterentfernung eine Befreiung.

Man kann eine Gebärmutterentfernung ebenfalls minimalinvasiv vornehmen, also quasi mit einer Bauchspiegelung. Hierbei fangen die Ärzt:innen mit einer Laparoskopie an und durchtrennen erst mal alles, was die Gebärmutter im Becken hält. Wenn möglich wird die Gebärmutter verkleinert und oberhalb des Gebärmutterhalses abgetrennt. Wenn das nicht geht oder nicht sinnvoll ist, wird der Rest der Gebärmutter über die Vagina herausgeholt. Die Eierstöcke werden meistens nicht mit entfernt, denn man braucht die Hormone – sonst würde man junge Frauen unter Umständen sofort in die Wechseljahre schicken und die Organe, insbesondere die Knochen, würden auf Dauer sehr darunter leiden.

Insofern ist der Wunsch «alles raus» wirklich meistens eine Scheißidee, weil du sofort in die Wechseljahre kommst, was nicht nur belastende Symptome mit sich bringt: Hitzewallungen, eine trockene und veränderte Vagina, Schlaflosigkeit und noch viel mehr gehen nicht einfach weg, dein Leben und dein Körper werden nie wieder wie vorher sein. Abgesehen davon gibt es auch stille Gefahren: Deine Knochen dünnen aus und werden sehr anfällig für Brüche, meistens nach Bagatellunfällen, wie über den Teppich zu stolpern oder die letzte Treppenstufe zu übersehen. Das Risiko für Herz-Kreislauf-Erkrankungen steigt, viele Frauen haben dann dasselbe Risiko eines Herzinfarktes wie ein Mann. Also lassen wir die Eierstöcke drin, wenn es geht! Selbst wenn es an beiden Eierstöcken Schokoladenzysten gibt, sollte nach Möglichkeit versucht werden, das bisschen noch vorhandenen Eierstock zu erhalten – und das tun auch viele Operateure.

Dieser Tatbestand ist aber gleichzeitig der Grund, warum eine Gebärmutterentfernung keinen Sinn ergibt, wenn die Hauptbeschwerden woanders herrühren: Wenn du tiefe Herde im Becken hast, die möglicherweise andere Organe involvieren, dann kann eine Gebärmutterentfernung erstaunlich wenig Schmerzreduktion bringen, bis auf die Tatsache, dass du jetzt nicht mehr blutest.

Die Eierstöcke zu erhalten bzw. zu retten, bedeutet auch, dass die hormonelle Zufuhr fortbesteht, und wenn es noch viele aktive Endometrioseherde gibt, die auf die Östrogene der Eierstöcke ansprechen, hat man eventuell gar nicht mal so viel Schmerzreduzierung erreicht wie erhofft: Das heißt, man kann trotz Gebärmutterentfernung in manchen sehr doofen Fällen noch weiterhin Beschwerden haben, zum Beispiel wenn man noch Herde mit Verwachsungen etc. am Darm hat. Diese Satellit-Läsionen der Endometriose «menstruieren» immer noch weiter – auch wenn das Mutterschiff (aka die Gebärmutter) längst weg ist.

Schlüssel Nr. 15: Wenn die Unterbauchschmerzen vor allem durch die Gebärmutter verursacht werden, wie zum Beispiel bei der Adenomyosis uteri, kann eine Gebärmutterentfernung Sinn ergeben, und natürlich auch, wenn dir starke monatliche Blutungen zu schaffen machen.

Wenn die Endometrioseherde aber wild im Bauchraum verteilt an den anderen Organen liegen, ist eine Gebärmutterentfernung zur Schmerzbekämpfung sicherlich weniger sinnvoll, da das Hauptproblem nicht an der Gebärmutter sitzt und die Herde nach wie vor einmal im Monat «menstruieren»!

Behandlungsstrategien bei Kinderwunsch

Wir wissen inzwischen, dass man mit Endometriose durchaus schwanger werden und eine unproblematische Schwangerschaft erleben kann; das ist sogar gar nicht mal so selten bei gut 50 bis 70 Prozent der Frauen, die trotz Endometriose spontan (also ohne medizinische Hilfe) schwanger werden. Dennoch stört die Endometriose die Fertilität auf verschiedenste Weise – durch mechanische Veränderungen der Organe oder gesperrte Wanderwege für Eier und Spermien; durch eine toxische Umgebung für die Spermien selbst; oder durch ein verändertes Milieu in der Gebärmutter für ein befruchtetes Ei, sollte es doch den Weg dorthin schaffen.

Daher ist die Herangehensweise eine andere, wenn die Patientin einen Kinderwunsch hat, der bald oder in absehbarer Zeit erfüllt werden soll, als bei einer Behandlung, bei der die Kontrolle der Symptome im Vordergrund steht.

Wenn der Verdacht auf Endo besteht, weil du typische Beschwerden hast, und man im Ultraschall Auffälligkeiten wie zum Beispiel Schokoladenzysten sieht, ist es wichtig – auch auf die Gefahr hin, mich zu wiederholen –, dass du dich unbedingt in ein zertifiziertes Endometriose-Zentrum begibst. Von Anfang an in die richtigen Hände zu kommen, kann das Zünglein an der Waage für eine erfolgreiche Therapie sein. Die nächsten Schritte müssen genau abgewogen und auf Augenhöhe besprochen werden.

Soll die Umsetzung des Kinderwunsches innerhalb der nächsten sechs Monate angegangen werden, arbeitet man zur Symptomkontrolle nicht mit einer Pille, denn das wäre kontraproduktiv. Selbst wenn die Schmerzen sehr schlimm sind, funktioniert es nicht, die Pille eine Weile zu nehmen und dann abzusetzen, wenn man schwanger werden will. Die Pille setzt die Eierstöcke, wie ich sehr gerne sage, auf «Flugmodus», und bis sie sich nach dem Absetzen wieder warmlaufen, kann es Monate dauern. Viele warten dann bis zu neun Monate wieder auf einen regelmäßigen Zyklus, weil der Eisprung auf sich warten lässt.

Daher wird sich bei einem Kinderwunsch eher für eine OP entschieden. Man operiert etwas anders, wenn dieser im Vordergrund steht. Es werden zwar wie bei allen anderen Endo-Patientinnen auch die Verwachsungen gelöst und Zysten entfernt, nur geht man besonders schonend mit dem Eierstock um. Je mehr man den Eierstock manipuliert, zum Beispiel indem man bei ausgedehnter Blutstillung die Oberfläche mit elektrischem Strom verbrennt, desto mehr Eierstockgewebe geht kaputt. Und das hat zur Folge, dass die Frau wertvolle Eizellen verliert. Das lässt sich im Blut anhand des Anti-Müller-Hormons messen, wie wir oben gelernt haben, welches dann absinkt und somit den Eierstock für eine hormonelle Stimulation weniger empfänglich macht.

Dennoch ist es wichtig, gerade Schokoladenzysten am Eierstock zu entfernen, weil diese sonst großen Druck auf den Eierstock ausüben können, was der Sache definitiv nicht dienlich ist. Die Entfernung von Verwachsungen und Zysten kann schon ein Schritt zur Verbesserung der Fertilität sein, daher ergibt die OP bis dahin auch Sinn. Wenn man Herde am Peritoneum (die feine Tischdecke auf den Organen) entfernt, verbessert auch das die Fertilität. Außerdem überprüft man während der Bauchspiegelung die Eileiter, oft in Kombi mit einer Gebärmutterspiegelung: Hierbei schaut man von der Vagina ausgehend über den Gebärmutterhals in die Gebärmutter hinein.

Diese Untersuchung liefert den Ärzt:innen zusätzliche Informationen über die Gebärmutterinnenauskleidung, etwa ob es dort Gewebestränge oder Polypen gibt, die gleich mit entfernt werden können. In einem zweiten Schritt wird eine ungefährliche blaue Lösung über die Gebärmutter in die Eileiter gespritzt. Man kann dann über die bereits im Bauchraum sich befindende Kamera sehen, ob die blaue Farbe an beiden Eileitern austritt oder aber nur aus einem oder gar nicht und sich stattdessen in den Eileitern staut. Dass man in diesem Schritt die Eileiter «durchpusten» kann, damit sie besser funktionieren, ist allerdings ein Mythos, leider: Ein verschlossener Eileiter ist oft verwachsen und vernarbt, und wenn da unter Wasserdruck nichts rauskommt, dann kann man daran nichts ändern. Heroische Versuche, die Eileiter operativ zu rekonstruieren, sind meistens nicht von Erfolg gekrönt, daher verfolgt man diese Strategie seit Jahren nicht mehr.

Ein weiterer Aspekt bei der OP einer Patientin mit Kinderwunsch ist, dass bei einem ausgedehnten Befall anderer Organe diese Herde oft nicht zwingend während der Bauchspiegelung entfernt werden. Wenn man feststellt, dass man es zwar schafft, die Eierstöcke von Zysten zu befreien und die Verwachsungen rund um das innere Genital zu lösen, aber dass der Befall der anderen Organe eigentlich eine große OP mit Bauchschnitt erforderlich machen würde, wägt man ab. Ein Bauchschnitt, insbesondere ein Längsschnitt, würde die Kinderwunschpläne der Patientin um einige Monate zurückwerfen. In sehr ausgeprägten Fällen mit schlimmer Darmbeteiligung muss sogar übergangsweise ein künstlicher Darmausgang gelegt werden, was gar nicht geht, wenn man schwanger werden will. Daher gilt: Bei einem Kinderwunsch macht man das Nötigste, um die Fertilität zu verbessern, aber schießt bei der Symptombekämpfung nicht über das Ziel hinaus, wenn das auf Kosten der Kinderwunschplanung geht, denn Zeit ist Fertilität!

Nach der OP ist es klug, so schnell wie möglich zu versuchen, schwanger zu werden, und nicht erst mehrere Monate zu warten, denn man weiß: Bei 50 Prozent aller Endo-OPs kommen Herde anschließend wieder. Bei einer Bauchspiegelung kannst du schon nach vier Wochen anfangen, gezielt Sex zu haben, solange du dich besser fühlst und es von der Gebärmutterspiegelung nicht mehr vaginal blutet. Hattest du doch einen Bauchschnitt, würde ich sechs Wochen ins Land gehen lassen. Je nach Endo-Befall aber kann es sein, dass gleich eine Kinderwunschbehandlung – also eine künstliche Befruchtung – empfohlen wird.

Schlüssel Nr. 16: Wer noch unsicher ist, ob eine Kinderwunschbehandlung angegangen werden soll, überlegt eventuell, auf natürliche Art schwanger zu werden, was durchaus klappen kann. Bei dem ganzen Fokus auf dich darf bitte nicht versäumt werden, dass die Spermien deines Partners untersucht werden sollten! Auch wenn es naheliegend scheint, dass du aufgrund der Endo bisher nicht schwanger geworden bist, und auch wenn er bereits Kinder hat – wenn in der Zwischenzeit seine «Schwimmer» nicht mehr optimal sind, verlierst du noch mehr Zeit, denn es kann dauern, bis jemand darauf kommt.

Bei schlechter Spermienqualität wird eine Schwangerschaft auf natürliche Weise noch unwahrscheinlicher! Ein einfacher Besuch beim Urologen bringt Klarheit und kann die Entscheidung für einen Besuch bei einem Kinderwunschzentrum erleichtern.

Im Kinderwunschzentrum wird das weitere Vorgehen festgelegt. Meistens läuft es auf eine künstliche Befruchtung hinaus, die ICSI heißt, was für «Intrazytoplasmatische Spermieninjektion» steht. Dabei wird im Labor unter einem Mikroskop das Spermium direkt in die Eizelle gespritzt, diese wird bebrütet, und wenn der Zeitpunkt richtig ist, wird das Ei in die Gebärmutter eingepflanzt. Wenn alles nach Plan läuft, nistet sich das befruchtete Ei dort ein, und neuneinhalb Monate später liegst du schimpfend mit Presswehen im Kreißsaal, um dann im Moment der Erlösung den ersten Schrei deines Babys zu hören. So weit die Theorie. Jetzt drücken wir auf den Rewind-Knopf und spulen zurück, denn wie kommen wir von der postoperativen Diagnose Endometriose zum Kreißsaal? Genauer gefragt: Wie kommt die Eizelle ins Labor? Die kann man schließlich nicht so leicht im Becher abgeben wie Spermien. Vorab muss eine Stimulation des Eierstocks erfolgen. Das erfolgt mithilfe von Hormonen, um mehrere Eizellen zur Reifung zur bringen. Man wartet also nicht einfach eine Ovulation ab, die von Natur aus kommt, denn das «Ernten» der Eizelle geschieht unter Narkose und mit einer Spritze, um die Eizelle zu entfernen – wenn man also diesen Aufwand betreibt, dann sollte es sich lohnen. Daher werden vorher Eizellen mittels Medikamenten zur Reifung gebracht, das nennt man Stimulation. Oft werden vor der eigentlichen Stimulation über sechs Monate GnRH-Analoga gegeben, was den Eierstock vorübergehend ausschaltet, um ihn anschließend mit entsprechenden hormonellen Mitteln wieder aus dem Tiefschlaf zu holen. Die Ausbeute an Eizellen ist dann deutlich höher, was wichtig ist, denn es werden mehrere befruchtet, und erst mal beobachtet, welche die Stars unter ihnen sind. Dann werden ein oder zwei der besten eingesetzt (niemals vier oder gar acht, wie in den USA, wo die berüchtigte «OctoMom» über eine künstliche Befruchtung acht Babys per Kaiserschnitt zur Welt gebracht hat. Wahnsinn). Die Details können euch die Kinderwunsch-Ärzt:innen in einem Vorstellungsgespräch ausführlich erläutern.

Wenn die Entscheidung für eine Kinderwunschbehandlung gefallen ist, geht es unter anderem um die Übernahme der Kosten. In Deutschland ist diese derzeit so geregelt, dass meistens 50 Prozent der Kosten von drei Versuchen übernommen werden. Hier gibt es keinerlei Verhandlungsspielraum, man kann nicht beispielsweise zwei Versuche nur unternehmen wollen und 75 Prozent erstattet bekommen. Des Weiteren spielt bei der Kostenübernahme das Alter der Frau und des Mannes eine Rolle, und ob man verheiratet ist oder nicht: Unverheiratete Paare bekommen keine Unterstützung, und nur Frauen zwischen 25 und 40 sowie Männer zwischen 25 und 50 haben Anspruch auf eine Kostenbeteiligung. Das kann man unfair finden, das ist es sicherlich in vielen Fällen auch, aber es nützt nichts zu lamentieren. Viele Kinderwunschzentren bieten ein kostenloses Erstgespräch an, wo alle eure Fragen beantwortet werden können.

Schlüssel Nr. 17: Nach einer OP ist es klug, Dienogest zu nehmen, wenn der Kinderwunsch noch nicht aktuell ist, um die Endometriose-Rückfallquote zu senken. Wenn du aber schwanger werden willst, gehe das Thema spätestens vier Wochen nach der OP zumindest mit einem Beratungsgespräch an und lass nicht zu viel Zeit verstreichen. Denn wenn du wieder viele Zyklen ohne hormonellen Schutz hast, breitet sich die Endo eventuell wieder aus und richtet erneut Schäden an.

Cutting through the Bullshit: Was sonst noch hilft

Eine der am häufigsten gestellten Fragen von betroffenen Frauen ist: «Gibt es wirklich nichts außer OP und Hormonen, was hilft?» Interessanterweise ist nicht das Erste, was sie sich wünschen, ein Allheilmittel, das wie ein Zauberstab die Endometriose komplett verschwinden lässt (wobei das sicherlich ein Wunsch ist, der oft unausgesprochen bleibt), sondern die meisten Frauen sind pragmatisch und wollen lediglich wissen: Was kann ich hier und jetzt sonst noch für mich tun?

Endometriose hat wie viele chronische Krankheiten etwas Unberechenbares. Wenn man ständig Schmerzen hat und keine Besserung in Sicht ist, hat dieses Gefühl der Macht- und Hilflosigkeit etwas Traumatisierendes. Zudem berührt die Endometriose häufig so viele Aspekte des Lebens, dass eine emotionale Belastung dauerhaft nicht ausbleibt: Die Familie, die Partnerschaft, die Arbeit, Urlaubs- und Lebenspläne – alles leidet unter den ständigen Herausforderungen der Krankheit.

Zum Glück gibt es tatsächlich viel mehr da draußen als Operationen und Hormone, um Endo in den Griff zu bekommen, zwar keinen Zauberstab, aber ein Zauberwort, und das lautet: **multimodale Schmerztherapie**.

Dieser Ausdruck umfasst eine Reihe von Behandlungsansätzen, die darauf abzielen, dass du deine Krankheit besser verstehst und in den Griff bekommst. Diese Form der Therapie ist in Schmerzzentren als ambulante oder auch stationäre Behandlung möglich.

Ich möchte betonen, dass alle Ansätze der multimodalen Therapie – und zwar egal ob Sport, Ernährung oder Akupunktur – niemals eine OP oder eine hormonelle Therapie ersetzen können. Ebenfalls können sie Endo nicht heilen – aber sie können das Zünglein an der Waage sein zwischen sich *schlecht* fühlen, *gar nicht mal so schlecht* oder sogar *ganz gut*.

Schauen wir uns die verschiedenen Säulen eines multimodalen Schmerztherapiekonzeptes einmal an.

1. Endo Education

Ein elementarer Bestandteil eines besseren Umgangs mit Endometriose ist das Verständnis der Erkrankung und der Schmerzentstehung. Wenn du etwas nicht verstehst, wenn das Ende der Schmerzen während einer besonders schlimmen Schmerzattacke unbekannt ist, wenn du immer wieder von einer sintflutartigen Periode überrascht wirst, wenn du dich im Vergleich zu deiner Umgebung immer nur kaputt und energielos fühlst, führt all das zu einer schlechteren Schmerzverarbeitung und noch weniger Lebensqualität. Daher ist es von enormer Bedeutung, dass du wirklich sehr gut über deine Endo aufgeklärt wirst, aber auch dich selbst gut informierst. Hierbei ist das Internet wie immer ein zweischneidiges Schwert: Dort gibt es viel Content von Laien, der einerseits wirklich helfen kann, wenn man Verbündete sucht, aber man kann auch leicht verwirrt werden, wenn man die Grundlagen nicht wirklich versteht. Fachseiten von Ärzteorganisationen sind andererseits oft höchst, na ja, fachlich und sehr nüchtern aufgemacht, sodass man sich als Patientin dort auch nicht gut aufgehoben fühlt.

Ich kann von Herzen zwei große Player im Bereich der Endo-Aufklärung empfehlen: die Endometriose-Vereinigung e. V., die auf ihrer Website sehr umfassend aufklärt und dich mit Therapeut:innen und Kliniken in deiner Nähe verlinkt, sowie meine Kolleg:innen bei der Endo-App: eine App, die super viele gute Informationen bereithält, in der du ein Schmerztagebuch führen kannst und wo es jede Menge Content und Videos mit hilfreichen Tipps gibt. Und man kann sich die App sogar per Kassenrezept verordnen lassen!

Schlüssel Nr. 18: Solltest du sie noch nicht kennen, setz dich sofort hin und such diese beiden Seiten im Internet: www.endometriose-vereinigung.de und www.endometriose.app. Die App kannst du bei Google Play oder im App Store laden, und sie ist auf Rezept erhältlich. Zwei großartige Quellen mit einer beachtlichen Menge an zuverlässigem Content, Support und Tipps!

2. Schmerztherapie mit Schmerzmitteln

Das klingt vielleicht nach einem banalen Vorschlag, und für manche ist es sicherlich ein No-Brainer: Wenn du Schmerzen hast, nimm Schmerzmittel. Ich bin immer wieder erstaunt darüber, was Frauen bereit sind auszuhalten, um ja keine Schmerztabletten zu nehmen. Viele befürchten, dass sie dann die Schmerzen nicht mehr als Warnsignal wahrnehmen können oder die Tabletten irgendwann ihre Wirkung verlieren. Das ist zum Glück nicht wahr, was aber stimmt, ist: Wenn man Schmerzen freie Hand lässt, können sie chronisch werden, und das, meine Liebe, ist ein großes Problem. Bei chronischen Schmerzen «erinnert» dich das Nervensystem immer wieder an den Schmerz, obwohl die Hauptursache vielleicht längst entfernt wurde. Daher empfinden viele Frauen, die nach Jahren mit Schmerzen operiert wurden, im Anschluss immer noch eine Art Phantomschmerz. Überreizte Nervenbahnen fordern ihren Tribut und bescheren einem ein chronisches Schmerzbild, das mit herkömmlichen Schmerzmitteln nicht erreichbar ist. Im Klartext heißt das: Tabletten helfen nicht mehr, und das ist schlecht.

Die Einnahme von Schmerzmitteln ist besonders in der akuten Phase oder auch nach Operationen sinnvoll. In dieser Zeit ist es wichtig, Schmerzen nicht einfach auszuhalten, denn dafür gibt es keine Trophäe. Gerade nach einer OP ist es unabdingbar, die Schmerzen in den Griff zu bekommen, bevor sie chronisch werden.

Ich denke, es versteht sich von selbst, dass man mit Medikamenten nicht allein rumbasteln sollte. Bitte stopf dich nicht immer und immer wieder mit Ibuprofen oder Diclofenac voll. Das kann in einem Magengeschwür enden, wenn du nicht gleichzeitig einen Magenschutz einnimmst. Wenn man längerfristig oder immer wieder stärkere Medikamente benötigt, empfiehlt es sich, dies im engen Austausch mit dem Arzt oder der Ärztin zu tun. Wenn das nicht möglich ist, ist die Behandlung in einem Schmerzzentrum mit professioneller Begleitung eine vernünftige Lösung.

3. Physiotherapie/Osteopathie

Es gibt speziell für die Endometriose entwickelte Physiotherapie- und Osteopathiekonzepte. Gerade bei starken

Verwachsungen, Organbefall oder Schmerzen beim Sex können Physiotherapeut:innen und Osteopath:innen sehr helfen. Durch bestimmte Handgriffe versuchen sie, die Muskulatur und die Faszien zu lösen und die Verwachsungen aufzulockern. Es kann sich also lohnen, sich auf die Suche nach Therapeut:innen zu begeben, die auf die Behandlung von Endometriose spezialisiert sind.

4. Psychologische Begleitung

Endometriose beeinflusst grundsätzlich viele Bereiche im Leben einer Frau, aber sie ist keine von außen sichtbare Krankheit und hat keine äußeren Anzeichen wie ein Gipsarm oder ein kahler Kopf aufgrund einer Chemotherapie. Es kann daher für Außenstehende schwer nachzuvollziehen sein, wie es ist, Endometriose zu haben. Hinzu kommt, dass unsere Gesellschaft nach wie vor dazu neigt, «Frauenprobleme» nicht ernst zu nehmen, und dieser Umgang mit der Krankheit stellt ein Problem dar, das das Leiden noch verschlimmert.

Obwohl es so viele Komponenten der psychischen Belastung bei Endometriose gibt, fokussieren sich die meisten Ansätze der allgemeinen Gynäkologie auf eine Reduktion der physischen Symptome. Der psychischen Belastung wird bisher meist zu wenig Aufmerksamkeit geschenkt beziehungsweise sie wird oftmals nicht in das Therapiekonzept mit einbezogen. Das ist schon erstaunlich, bedenkt man, was der Psyche einer Frau mit Endometriose unter Umständen alles zugemutet wird:

- Allein, jahrelang keine Diagnose zu bekommen, lässt viele Patientinnen an ihrem eigenen Verstand zweifeln. Sie beginnen, sich selbst für hysterisch, überempfindlich oder nicht belastbar zu halten.

- Die Endometriose betrifft alle Bereiche des Frauseins. Nicht nur ist die Periode einer Frau nicht normal, oft blutet sie auch extrem, hat Schmerzen, die sich wie ein Krieg im Bauch anfühlen, Schmerzen beim Sex, Probleme, Kinder zu bekommen; eventuell hat sie nie eine normale Verdauung, sondern leidet ständig unter Blähungen, Schmerzen, Verstopfung. Alles Dinge, die man ungern an die große Glocke hängen möchte und mit denen man versucht, selbst zurechtzukommen.
- Hormonelle Behandlungen können zu depressiven Verstimmungen führen und Schmerzmittel einem noch mehr Energie rauben, sodass selbst einmal am Tag das Haus zu verlassen, um einkaufen zu gehen, sich schon wie eine große Herausforderung anfühlen kann.
- Operationen und Hormonbehandlungen können missglücken oder nur für kurze Zeit Erfolg zeigen. All das frustriert, da die Behandlung von Endometriose nie straightforward ist, sondern oft nach Trial and Error erfolgt. Allein diese Erfahrungen generieren Mikro-Traumata, die Gesprächsbedarf hervorrufen.
- Die Dauererschöpfung führt dazu, dass Endometriose-Patientinnen oft nicht die gleichen Möglichkeiten wie der Rest von uns haben, wenn es uns psychisch nicht so gut geht: Es fehlt die Energie für einen Waldspaziergang, einen Saunabesuch oder zum Brunchen mit Freundinnen. Auch wenn man also nicht gerade durch Schmerzen oder starke Blutungen beeinträchtigt ist, gibt einem die Erschöpfung den Rest.

Ich halte es persönlich für sehr zentral, sich diese gesamten Verletzungen und Traumata, diese Eingriffe in das eigene Leben, bewusst zu machen und zu verstehen, dass sie etwas mit einem machen. Wer jahrelang suggeriert bekommt, sein Leiden sei eingebildet und daher nicht ernst zu nehmen, muss oft erst selbst verstehen, dass die Probleme es wert sind, angegangen zu werden.

All diese und noch mehr Themen gilt es, in einer Psychotherapie anzupacken. In einer Verhaltenstherapie lassen sich außerdem Methoden lernen, um mit der Erkrankung besser umzugehen, seien es Mantras, Meditationen oder Atemübungen, um den Geist zu beruhigen, wenn die Panik vor alten oder neuen Symptomen kommt und man sich verrückt macht, ob der eigene gesundheitliche Zustand sich gerade verschlechtert.

5. Hilfe aus der Küche

Nicht unerheblich für das langfristige Management von Symptomen ist auch die Ernährung. Man kann Endometriose zwar nicht dadurch heilen, was man isst oder weglässt, aber wenn man bedenkt, dass ihre Entstehung vermutlich teilweise auf einem Immunsystemfehler beruht, der eine Dauerentzündung im Körper hervorgerufen hat, ist nachvollziehbar, warum eine antientzündliche Ernährung helfen kann.

Was bedeutet das? Zunächste einmal empfiehlt es sich, die Helden vom Wochenmarkt zu sich nehmen, frisches Gemüse und Obst, wenn möglich in Bioqualität, und zwar nicht so sehr die Kartoffeln wie die bunten Sachen – Kürbis, Rotkohl, grüner Salat, Gurken, Tomaten, Karotten, you name it. Auch Kurkuma, Ingwer, Zitrone sollten in deinem Kühlschrank öfter zu finden sein.

Ebenso, wie man mit gesundem Essen seine Gesundheit fördern kann, kann man mit falschem Essen den Entzündungsprozess anfeuern. Hier sind rotes Fleisch, Kuhmilch und Industriezucker wie immer die üblichen Verdächtigen.

Viele Endo-Frauen mit Darmproblemen finden es eine große Hilfe und haben deutlich weniger Blähbauch, wenn sie Dinge vermeiden, die auf der Low-FODMAP-Liste stehen. FODMAP steht für «Fermentable, Oligosaccharides, Disaccharides, Mono-Saccharides and Polyols», das beinhaltet Kohlenhydrate, die in Zwiebeln, Knoblauch, Linsen, einigen Bohnen und auch Obst- und Gemüsesorten zu finden sind. Im Internet gibt es Tabellen zum Download. Auch hier ist zu beachten, dass jeder Mensch anders ist. Wenn du häufig mit einem Endo Belly zu kämpfen und schon länger mit der Diagnose Reizdarm zu tun hast, ist es sinnvoll, 14 Tage komplett auf die Lebensmittel zu verzichten, die gemäß FODMAP auf der roten Liste stehen. Dann kannst du sukzessive einzelne ausprobieren und schauen, wie dein Darm reagiert. Wenn dein Bauch sich wegen eines Stücks Apfel oder Brokkoli nicht aufregt, dann bist du auch schon schlauer.

Wenn Ernährung für dich ein großes Thema ist und du immer noch rätselst, was dir guttut und was nicht, rate ich dir, eine professionelle Ernährungsbegleitung in Anspruch zu nehmen von jemandem, der sich mit dem Thema Reizdarm/Endometriose auskennt.

Schlüssel Nr. 19: Kleine Hilfe zwischendurch: Die I-Love-U-Massage

Ein guter Hack, um bei sporadischen Bauchkrämpfen, bei Blähungen wie beim Endo Belly oder bei Verstopfung selbst etwas zu tun, ist eine spezifische Bauchmassage, die betroffene Endo-Frauen in den USA die «I-Love-U»-Massage getauft haben. Sie beruht darauf, dass ein großer Teil des Dickdarms links am Bauch von oben nach unten verläuft, bevor er in den Enddarm übergeht. Wer Mama ist, kennt diese Massage, die auch Kleinen hilft, wenn sie Koliken haben. Man massiert den eigenen Bauch von sich aus gesehen im Uhrzeigersinn:

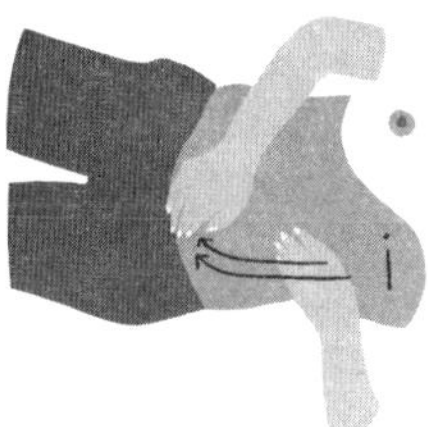

Schritt 1: **I** Streiche von oben links unter dem Rippenbogen bis runter zur Leiste, wie der Buchstabe «I».

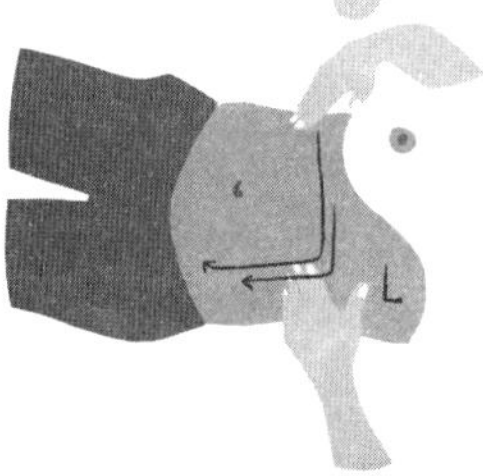

Schritt 2: **Love** Streichel die Form eines «L» von unter den Rippen rechts bis unter die Rippen links, und dann von dort nach unten zur Leiste.

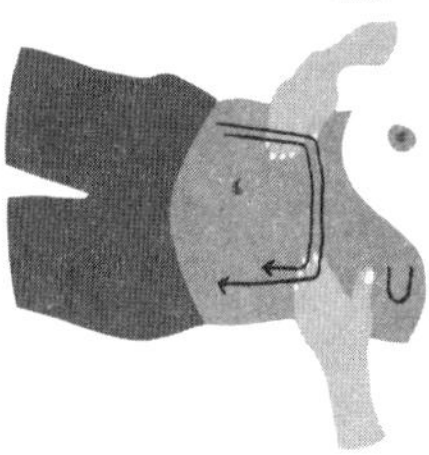

Schritt 3: **U** Streichel von der rechten Leiste unten hoch zum rechten Rippenbogen, dann von dort nach links, und dann wieder nach unten, wie ein «U».

Interessanterweise muss man nicht mit großem Kraftaufwand massieren, ein leichtes Drücken des Bauches reicht schon, weil vieles über Reflexe arbeitet. Probier es aus!

6. Bewegung

Deinen Lifestyle und damit die Grundlage der eigenen Gesundheit dauerhaft umzustellen, geht kaum ohne regelmäßigen Sport. Bewegung ist wichtig, um alle Faszien durchzudehnen, Endorphine auszuschütten und auch um Entzündungsprodukte schneller abzubauen.

Vielen tut allein der mentale Aspekt des Sports, den Kopf freizubekommen, sehr gut, ob an der frischen Luft, zu Hause oder im Studio. Zehn Minuten am Tag bringen schon was, um sich besser zu fühlen. Wenn du es nicht gewohnt bist, Sport zu treiben, fang langsam an mit regelmäßigen Spaziergängen oder leichten Yoga-Übungen für Anfänger.

7. Akupunktur

Akupunktur ist eine über 2000 Jahre alte Heilkunst, die in China regelmäßig praktiziert wird. Überhaupt setzt man in China weniger auf Schulmedizin als in der westlichen Welt; man geht bei Beschwerden erst mal zur Akupunktur und trinkt seine Kräuter, und erst, wenn das alles nichts nützt, sucht man eine Praxis oder Klinik auf.

Bei der Akupunktur werden sehr, sehr feine Nadeln an gewissen Punkten im Körper gesetzt und dort bis 20 Minuten gelassen. Man geht bei dieser Methode vom Fluss des

Chi aus, also der Lebensenergie, die ungestört durch den Körper fließen muss. Wenn man krank ist, sagt man, dass das Chi gestört ist. Durch das richtige Setzen der Nadeln wird es wieder befreit und kann durch den Körper in die richtigen Bahnen fließen.

Die Akupunktur ist keine Zauberei, und man muss auch nicht daran glauben, damit sie funktioniert. Das finde ich das Faszinierende daran: Man kann damit tatsächlich Schmerzen lindern (wenn auch nicht dauerhaft), und viele Patientinnen berichten, dass erst durch die Akupunktur-Sitzungen eine Teilnahme am Leben wieder möglich wurde.

Das sind grob zusammengefasst die Säulen eines multimodalen Schmerztherapiekonzeptes. Sicherlich sind noch mehr Dinge denkbar, die helfen können, sowohl aus der alternativen Heilkunst als auch im Bereich Self Care. Die Kliniken, die so etwas im Programm haben, befinden sich aber vielleicht nicht in deiner Nähe oder dir sagt das Ganze aus dem einen oder anderen Grund nicht zu. Dann ist es selbstverständlich möglich, dass du dir selbst ein Programm zusammenstellst, dir selbst deine Physiotherapeut:innen oder Osteopath:innen suchst, wichtig ist nur, dass diese sich mit Endometriose gut auskennen.

Ich persönlich beobachte auch immer wieder, wie sehr ein Haustier bei chronischen Krankheiten und seelischen Tiefs jeglicher Art helfen kann. Wenn man beispielsweise einen Hund hat, muss man jeden Tag raus an die frische Luft, bei Wind und Wetter. Ein Hund bietet Liebe und Trost und freut sich auch noch über einen, wenn man tagelang nicht duschen konnte, weil man krank ist (das finden sie vermutlich umso interessanter, wenn man etwas kerniger duftet). Es muss auch kein Therapie-Hund sein, denkbar sind ebenfalls Therapie-Katzen, Therapie-Meerschweinschweinchen, Therapie-Wellensittiche und so weiter. Ein weiser Mensch hat mal zu mir gesagt: «Ein Haustier bringt einen Haushalt zum Leuchten.» Vielleicht auch bald deinen!

Schlüssel Nr. 20: Plane auf alle Fälle die multimodale Schmerztherapie als langfristiges Projekt und räume ihr dieselbe Stellung ein, als würdest du eine neue Sprache lernen (das ist gar nicht weit hergeholt, wenn man in die Endo-Welt eintaucht). Das bedeutet: Nimm dir genügend Zeit zum Kochen und um Essen zuzubereiten, Zeit für 10 Minuten Bewegung am Tag, Zeit für Journaling, Zeit für Meditationen sowie für wöchentliche Termine bei der Physio oder Osteopathie oder für alternative Medizin wie Akupunktur oder Ayurveda-Behandlungen. Sei einfach gut zu dir.

5. Making it work – Endo im Alltag

In diesem letzten Kapitel will ich ein paar Hacks für den Alltag und die Zukunft mit dir besprechen, denn das fehlt mir oft in der medizinischen Literatur zu Endometriose. Die Krankheit wirkt sich auf so viele Lebensbereiche einer Frau aus, und je umfassender die unmittelbare Umgebung darüber informiert ist, desto besser.

Endo und die Liebe – was du wissen solltest

Der Partner oder die Partnerin einer Frau mit Endometriose ist automatisch mitbetroffen von der Erkrankung und wird im Laufe einer Beziehung entsprechend mitbelastet. Daher stehen Menschen mit chronischen Erkrankungen, wenn sie frisch in einer neuen Beziehung sind, irgendwann vor dem leicht kniffligen Problem: wie den passenden Zeitpunkt finden, diesen Teil ihres Lebens anzusprechen? Endometriose hat darüber hinaus noch die Besonderheit, dass sie wenig bekannt und äußerlich nicht sichtbar ist und je nach Ausprägung viele Aspekte der Weiblichkeit tangiert, wie die Sexualität oder die Möglichkeit, ohne medizinische Assistenz schwanger zu werden.

Du entscheidest, wann es sich richtig anfühlt, darüber zu sprechen. Sag ihm oder ihr auf alle Fälle, wie er oder sie dich unterstützen kann, sei es, wenn es darum geht, dich nicht fest zu verplanen, wenn du deine Periode hast, oder darum, dich zu Arztterminen zu begleiten. Ein guter Partner kann einem sehr viel Support geben, aber nur wenn du ihn oder sie in deine Welt lässt. Viele empfinden die Krankheit als eine Belastungsprobe, durch die manche Partner sich als Fels in der Brandung herausstellen und andere als suboptimale Begleiter, die den Herausforderungen der Erkrankung nicht standhalten können.

Schmerzen beim Sex können eine dieser Belastungen sein. Hat dein Partner Geduld und Verständnis oder ist er ungeduldig und macht dir latent ein schlechtes Gewissen? Das Tückische ist, dass viele Frauen immer wieder versuchen wollen, trotz Schmerzen Sex zu haben. Das beobachte und höre ich seit Jahren: Man sehnt sich nach Normalität im Schlafzimmer, braucht sie auch bei allem Verständnis vom Partner, und das führt zu Geschlechtsverkehr mit zusammengebissenen Zähnen und überspielten Schmerzen. Das ist das Paradoxe, wenn das Herz etwas will, aber der Körper Nein sagt. Psychologisch bringt das weitere Komplikationen mit sich, wie eine komplette Unlust auf Sex oder gar Vaginismus, ein unfreiwilliger Krampf des Beckenbodens, der es unmöglich macht, die Vagina ohne größte Schmerzen zu penetrieren.

Ich wünsche mir, dass es für dich und euch gar nicht erst so weit kommt, und das kann gelingen mit zwei Elementen: einer guten Kommunikation und einer neuen Definition von Sex.

Uns wurde stets beigebracht, dass in heterosexuellen Beziehungen «richtiger» Sex bedeutet, dass der Mann die Frau mit dem Penis penetriert, sie dadurch (und natürlich ohne Stimulation der Klitoris von außen) zum Orgasmus kommt, anschließend der Mann, und sich die ganze Chose in einem angemessenen Zeitraum abspielt, nicht zu kurz, aber auch nicht zu lang.

Hier heißt es: «Think outside the box!» Erstens, die meisten Frauen können sehr gut über eine rein klitorale Stimulation zum Orgasmus kommen und brauchen nicht zwingend Penetration – im Gegenteil. Anders gesagt: Oralverkehr ist auch Sex, sich gegenseitig manuell zu stimulieren, ist auch Sex. Analsex (natürlich NUR, wenn das für dich infrage kommt und nicht schmerzt) ist auch Sex.

Auch Physiotherapeut:innen und Osteopath:innen, die auf Endo spezialisiert sind, können helfen, zum Beispiel indem sie mit manuellen Techniken Verwachsungen im Becken lösen. Ich habe eine Patientin, die nur dann schmerzfrei Sex haben kann, wenn sie vorher bei ihrer Osteopathin war. Ist das ideal? Natürlich nicht, aber es ist eine mögliche Lösung.

Sprich bitte mit deinem Partner oder deiner Partnerin offen und ehrlich über alles, was ihn oder sie persönlich betrifft. Viele leiden nicht nur mit, sondern auch unter der Hilflosigkeit, dass sie nichts tun können, haben Schuldgefühle, wenn sie ohne dich zu einer Party gehen, oder das Gefühl empfinden, keinen Zugang zu dir zu haben, wenn es dir seelisch oder körperlich schlecht geht. Es gibt etwas, das man «Carer's Fatigue» nennt. Es bedeutet, dass die engsten Bezugspersonen eines kranken Menschen müde, erschöpft und, ja, auch wütend über ihre Situation sind. Wenn du das Gefühl hast, es sei nötig, sprich es an und schlag eventuell auch eine Gesprächstherapie mit Einzelsitzungen für ihn oder sie vor. Sie werden dankbar sein, wenn man auch sie mit ihren Belastungen sieht.

Was deine Umgebung wissen sollte

Was für deine Partnerschaft gilt, gilt natürlich auch für deine Familie und gute Freund:innen. Hilf ihnen zu verstehen, was deine Symptome sind und dass Endo eine chronische Erkrankung ist; dass du nicht absichtlich dauernd fehlen willst oder Einladungen last minute absagst, weil es dir einfach nicht gut geht. Dass du dich nicht einfach «zusammenreißen» kannst, wenn die Schmerzen dich volle Breitseite treffen, und dass eine Operation oder eine Schwangerschaft nicht automatisch eine Erlösung von den Beschwerden bedeuten.

Wenn du Hilfe brauchst, gib Bescheid! Bitte um Hilfe, wenn du es nicht schaffst, deine Wäsche zu waschen oder den Hund zum Tierarzt zu fahren; lass dir ruhig vorgekochtes Essen vorbeibringen, wenn ein Freund gerade ohnehin am Herd steht. Wenn man einen schlechten Tag hat, hilft es, wenn man einfach mit jemandem telefonieren kann, der Verständnis und Empathie für einen aufbringt. Gerade deshalb ist es von unschätzbarem Wert, Menschen um sich herum zu versammeln, die bereit sind, zuzuhören und zu verstehen, was genau mit einem los ist.

Doch um die ganze Dimension deiner Endometriose vermitteln zu können, ist es superwichtig, dass du selbst deine Erkrankung verstehst. Nicht jede:r wird das Ausmaß deiner Endo begreifen, leider. Gerade bei einer Erkrankung, die von außen nicht erkennbar ist und von der viele noch nie gehört haben, kann es eine Herausforderung darstellen, eine gute Kommunikation aufrechtzuerhalten. Es wird immer wieder Menschen geben, die es überdrüssig sind zu hören, warum du schon wieder eine Einladung nicht annehmen kannst oder längere Zeit offline warst. Gerade bei jüngeren Frauen ist zu beobachten, dass vielen das Konzept eines jungen Menschen mit chronischer Erkrankung noch fremd ist; das verbindet man eher mit alten Menschen, Omis und Opis, während Teenies oder Twentysomethings sich in der öffentlichen Wahrnehmung doch meist einer robusten Gesundheit erfreuen.

Aber die Freund:innen, die bleiben, auch wenn du geschwächt bist, wieder einmal absagen musst, dich von einem Eingriff erholst oder anderweitig out of order bist, diese Menschen bleiben vermutlich immer an deiner Seite, sodass die Endo durchaus wie ein Sieb wirken kann, um gute Bekannte von echten Freund:innen zu trennen.

Endo at work: Hacks für den Umgang auf der Arbeit

Endometriose führt zu vielen, vielen Krankheitstagen im Job. Das allein macht sie angesichts des heutigen Fachkräftemangels zu einem politischen Thema, und tatsächlich gab es auch schon Interesse und Veranstaltungen im Bundestag. Ich bin mir sicher, dass viele männliche Abgeordnete das Wort «Endometriose» zum ersten Mal gehört haben und erstaunt waren zu erfahren, dass die Schmerzen etwa damit vergleichbar sind, einmal im Monat alle Knochen gebrochen zu bekommen.

Wenn es schon in der Partnerschaft, mit der Familie und im Freundeskreis nicht leicht ist, Endometriose vollumfänglich, mit all ihren Auswirkungen auf dein Leben zu erklären, stellt es noch mal eine ganz andere Hürde dar, diesen sehr persönlichen Bereich deines Lebens mit Arbeitskolleg:innen zu teilen.

Insgesamt bin ich für einen offenen Umgang mit Endometriose wie mit jeder anderen chronischen Erkrankung auch. Wenn du ein Bewerbungsgespräch führst, musst du dennoch natürlich nicht erwähnen, dass du Endo hast. Auch während der Probezeit würde ich das nicht zwingend mitteilen, wenn das Vertrauensverhältnis es nicht hergibt oder du dich unwohl damit fühlst. Gerade wenn man in einem männlich dominierten Bereich arbeitet wie beispielsweise in einer Kfz-Werkstatt, wird es den Kollegen und dem Chef vermutlich unangenehm sein, über «Frauenkram» zu reden. Wenn die Umstände es aber anbieten, würde ich raten, das Gespräch mit dem Arbeitgeber oder der Chefin unbedingt zu suchen, um zu erklären, was mit dir los ist. Es geht ja nicht nur ums Fehlen, sondern auch um schwächere Leistung, wenn man sich trotz Schmerzen und Erschöpfung zur Arbeit schleppt.

Man kann, wenn es möglich ist, um Veränderungen am Arbeitsplatz bitten, wie zum Beispiel die Möglichkeit, im Homeoffice zu arbeiten. Man kann jedoch nicht vom Arbeitgeber verlangen, dass man ausschließlich von zu Hause arbeitet oder den Arbeitsplatz sonst wie der Krankheit anpasst. Selbst mit bestem Willen und allem Verständnis kann es sein, dass der Arbeitgeber oder Vorgesetzte die Arbeitsbedingungen kaum ändern kann, etwa in einem Lehrberuf oder in einer Bäckerei.

Mit Glück hat man verständnisvolle Kolleg:innen, die es nicht stört, wenn man an bestimmten Tagen lieber mit einer Wärmflasche Backoffice macht, als mit Kunden zu arbeiten oder «an der Front» zu sitzen. Gerade in kleineren Betrieben beruht vieles auf Geben und Nehmen, und oft wird der Versuch zu helfen schon wertgeschätzt. Ich kann als Arbeitgeberin selbst bestätigen, dass es besser bei den

Kolleg:innen ankommt, ehrlich und gleichzeitig engagiert zu sein, als eine Diagnose zu verheimlichen und dauernd zu fehlen.

Versuch auf alle Fälle, die Krankheit so detailliert wie möglich und vor allem deine individuelle Endometriosesituation zu erläutern: welche Symptome dir am meisten zu schaffen machen, was es mit den verschiedenen Therapien auf sich hat, warum du nach einer OP nicht automatisch wieder gesund bist und dass andere Therapien auch Auswirkungen haben können. Erklär unbedingt, dass Endo hoch individuell ist und manche eher milde betroffen sind, während sie andere extrem belastet.

Wenn das alles nichts nützt und du dich dauernd unwohl oder unverstanden fühlst, denk vielleicht über einen Job- oder sogar Karrierewechsel nach. Das Leben ist zu kurz, um sich bei der Arbeit täglich ausgegrenzt und alleine zu fühlen.

Endo und Wechseljahre

Viele Frauen, die sich jahrelang einmal im Monat im Kriegszustand mit ihrem Körper fühlen, sehnen den Tag herbei, ab dem ihre Periode für immer ausbleibt. Tatsächlich erscheinen die Wechseljahre wie ein Lichtblick am Ende des Tunnels – Endo-Herde leben von Östrogen, also kann es doch nur ein Gewinn sein, wenn die Hormonwerte in den Wechseljahren sinken, oder? Leider geht diese Rechnung nicht ganz auf, warum, schauen wir uns jetzt an:

1.) Die Periode verschwindet nach Jahren mit einem regelmäßigen Zyklus nicht einfach von einem Tag auf den anderen. Oftmals haben es Frauen über Jahre mit unregelmäßigen, mal schwächeren, mal stärkeren Blutungen zu tun, bevor das Thema endlich ausgestanden ist.

2.) Die Wechseljahre beginnen mit Anfang bis Mitte vierzig und können sich insgesamt über zehn Jahre erstrecken. Das heißt, die Periode kann sich zunächst dezent verändern, dann super crazy oft oder sporadisch kommen und auch abwechselnd mit normaler Frequenz.

3.) Mit Einsetzen der Wechseljahre können jede Menge neue Symptome auftreten, und zwar während man seine Periode noch hat. Meistens kommen sie schleichend und unbemerkt, bis man eines Tages feststellt: Der Schlaf ist nachts dauernd unterbrochen. Vor der Periode ist man immer wieder extrem down. Die Libido lässt nach. Die Energie ist weg. Es gibt mehr als dreißig Symptome, die während der Wechseljahre auftreten können, und wer welche bekommt, ist megaindividell.

4.) Die Endometriosesymptome können sich in dieser Zeit verschlimmern und neue hinzukommen, die für die Zeit des Wechsels (bis zu zehn Jahre) oder darüber hinaus bleiben – nach den Wechseljahren ist man nicht dieselbe wie vor den Wechseljahren.

5.) Der Hormonmangel führt nicht nur zu Symptomen, die das Wohlbefinden und den Alltag stören, er begünstigt auch jede Menge Krankheiten wie Osteoporose, Arthrose, Fibromyalgie, Gedächtnisstörungen, Depressionen, verkalkte Arterien, Diabetes, Übergewicht und vieles mehr.

Viele Frauen haben Angst, während der Wechseljahre Hormonersatz zu nehmen, weil sie befürchten, dass ihre Endometriose reaktiviert werden könnte. Von pflanzlichen

Mitteln wird aber von Fachgesellschaften abgeraten, da das Ausmaß der Wirkung auf die Endometriose unberechenbar ist.[25] Es ist aber zum Glück durchaus möglich, bioidentische Hormone niedrig dosiert zu geben, um Symptome zu lindern und einen Schutzeffekt gegen Osteoporose und Gefäßverkalkung zu gewährleisten, und dennoch nicht genug, um schlafende Hunde zu wecken. Ich selbst behandele viele Frauen in den Wechseljahren mit bioidentischen Hormonen und habe dem Thema in meinem Buch *Woman on Fire* ein ganzes Kapitel gewidmet. Wenn du magst, kannst du dort alles über bioidentische Hormone nachlesen und warum ich sie aus vollem Herzen und ohne mulmiges Gefühl verordne, auch bei Frauen mit einer Endometriose in der Krankheitsgeschichte. Tatsächlich ist es mit den heute sehr niedrig dosierten Präparaten unwahrscheinlich, zuvor stillgelegte Herde in vollem Ausmaß zu reaktivieren, wobei es in der Medizin immer Ausnahmen geben kann. Auch hier rate ich, im Gespräch mit deiner Frauenärztin herauszuarbeiten, was für dich in welcher Dosierung das Beste ist.

Nachwort: Looking forward – was ich mir für dich wünsche

Liebe Leserin, ich hoffe, ich habe es geschafft, dir nicht nur alles Wesentliche über Endometriose beizubringen, sondern dir auch das notwendige Rüstzeug geschenkt, um dich für die bevorstehende Aufgabe, nämlich Herrin über diese Krankheit zu werden, zu stärken. Nie wieder sollst du von Ärzt:innen nicht ernst genommen werden – deine Schmerzen sind echt, nicht eingebildet. Und wenn wir schon dabei sind: Lass nie wieder zu, dass jemand sagt, du würdest spinnen oder seist ein «Weichei». Du hast vermutlich eine Schmerztoleranz, die vergleichbar mit der eines Navy SEALs ist.

Ich will, dass du sowohl die typischen als auch die selteneren Anzeichen von Endo kennst und den Mut hast, diese in der Arztpraxis anzusprechen. Ich hoffe, dass dein neues Wissen dir hilft, dich nicht von medizinischen Kolleg:innen verunsichern zu lassen, die vielleicht weniger Ahnung haben als du. Ich wünsche mir, dass du die notwendigen Ressourcen hast, um dich abzugrenzen, wenn dein Umfeld trotz deiner Erschöpfung zu viel auf dir ablädt, weil du dich schließlich immer um alles kümmerst. Du bist zwar stark – das musstest du sein –, aber du verdienst Achtung und Empathie in einer Gesellschaft, die dauernd etwas Neues verlangt, in einer Welt, die sich immer schneller dreht.

Du sollst deine Optionen kennen und darauf bestehen,

frühzeitig zum Profi überwiesen zu werden, der auf Endo spezialisiert ist. Nicht einfach Uni-Klinik, nicht das nächste Krankenhaus – ein zertifiziertes Endometriose-Zentrum. Punkt.

Ich wünsche mir aber auch von der Gesundheitspolitik, dass Endometriose auf die politische Agenda kommt, und das aus gutem Grund: Geschätzte 10 000 bis 13 000 Euro im Jahr kostet eine Patientin mit Endometriose,[26] sowohl aufgrund ihres Arbeitsausfalls als auch aufgrund der Belastungen für die Krankenkassen. Einer australischen Studie zufolge sind diese Kosten sogar noch zu niedrig angesetzt, sie rechnet mit ca. 20 000 Dollar Kosten jährlich, was mir logisch erscheint, wenn man die ganzen «Nebenkriegsschauplätze» wie ein vermeintlicher Reizdarm oder psychosomatische Fehldiagnosen miteinrechnet.[27] Dies ist eine finanzielle Belastung vergleichbar mit der von Diabetes oder Herzerkrankungen. Und eins weiß ich, meine Liebe: Sollte das Leid der Wähler:innen nicht ausreichen, um eine Veränderung herbeizuführen – wenn es an den Geldbeutel geht, hören in Berlin alle zu.

Und folgende Veränderungen sind notwendig: Die Gynäkologie darf im Medizinstudium nicht mehr als «kleines Fach» wie HNO oder Augenheilkunde behandelt werden, sondern muss einen größeren Stellenwert erhalten. Endometriose muss mehr Raum in der Fachweiterbildung für Gynäkolog:innen bekommen. Es müssen Strukturen geschaffen werden, die die Schwelle zur Diagnose senken, wie eine regelmäßige Weiterbildung von Radiolog:innen, Urolog:innen und Hausärzt:innen. Endometriose muss allen Mediziner:innen ein Begriff sein, den sie bei unklaren Symptomen auf dem Schirm haben. Und diese Umstrukturierung darf man nicht der Berufsgruppe selbst überlassen – das hat man jahrzehntelang gemacht, ohne Ergebnis. Es muss schon eine Anordnung von oben kommen.

Und damit kommen wir zu dir, meine Liebe: Ich habe schon immer gewusst, dass viele Veränderungen, die wir im Gesundheitswesen brauchen, nicht allein von oben kommen, sondern ihren Anfang bei denjenigen finden, deren Leben von einer Krankheit nachhaltig verändert worden ist: von den Patient:innen selbst. Deshalb schreibe ich meine Bücher, denn ihr seid die Graswurzel, aus der die Bewegung und damit die Veränderungen erwachsen. Jedes Mal, wenn du mit deiner Familie über deine individuellen Endo-Symptome sprichst, jeder Beitrag von Endo-Aktivist:innen, die du in den sozialen Medien teilst, jeder Tag, an dem du dich für eine Kollegin einsetzt, die betroffen ist: All das hilft, Awareness zu schaffen. Wenn du Schulkinder hast, melde dich freiwillig für einen Vortrag im Aufklärungsunterricht (auch den meisten Lehrer:innen fehlen die wichtigsten Infos). Hast du eine Gruppe von Freundinnen, die sich regelmäßig trifft? Wenn ihr mehr als zehn seid, ist die Wahrscheinlichkeit groß, dass außer dir noch eine Endo hat und es nicht weiß. Rede darüber. Erzähl allen, die du kennst, von Endometriose. Wenn es dein Ding ist, dreh selbst TikTok-Videos oder entwickle einen eigenen Endo-Account auf Instagram. Wenn dir dieses Buch geholfen hat, verleih es. Verschenk es zu Weihnachten an deinen Hausarzt oder deine Hausärztin (gerne mit dem Hinweis, dass das meine Idee war 😉).

Je mehr Menschen etwas über die Krankheit wissen, desto eher können wir sie entmystifizieren und ihre Behandlung richtig anpacken. Endometriose gehört nicht hinter verschlossene Badezimmertüren, begleitet von Schmerz, Isolation und Einsamkeit, sondern in die Mitte unserer

Community, denn sie geht uns alle an. Keine Frau sollte mehr allein und verschämt leiden. Diese Zeit ist um.

Liebe Leserin, ich möchte schließen mit Worten des Danks. Danke, dass du mir vertraut hast. Danke, dass du dich auf diese Reise begeben hast, um alles zu lernen, was du wirklich wissen musst, um dein großes, tolles Leben so zu gestalten, wie du willst. Frei, empowert und gerüstet wie eine Gladiatorin für den Kampf um deine Gesundheit. Du bist mutig, du bist resilient, und du wirst es schaffen.

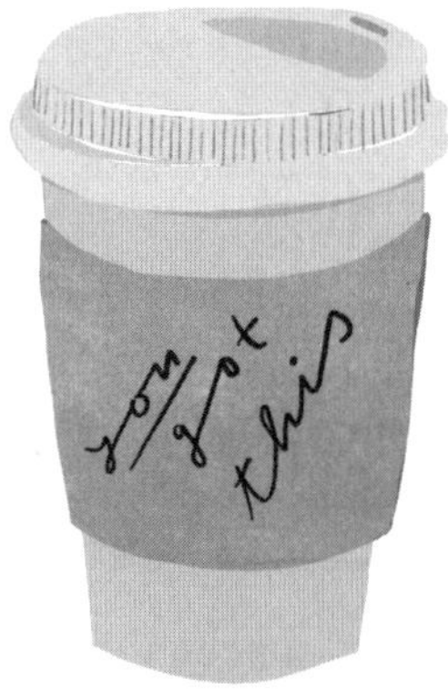

Dank

Dieses Buch wäre nicht entstanden ohne die erneut wunderbare Unterstützung einiger sehr toller Menschen: meiner Lektorin Julia Suchorski vom Rowohlt Verlag, die immer an mich glaubt, und meiner Illustratorin Luisa Stömer, die wieder Unmögliches möglich gemacht hat. Außerdem danke an Frau Dr. Hediel Engelskirchen-Amran von der Kinderwunschklinik Darmstadt für deinen wertvollen Input! Es ist so schön, mit dir zu reden und Gedanken auszutauschen – wie damals, als wir noch Assistenzärztinnen im Kreißsaal der Dr. Horst Schmidt Kliniken waren. Was haben wir damals zusammen gelacht und geweint, beides oft abwechselnd. Schön war's!

Ein besonderer Dank geht an meinen Mann, den einzigen Amerikaner, der ein bisschen besser Deutsch kann als ich (aber nur ein bisschen). You're the best, my Hong Kong Phooey friend.

Last, but not least danke ich von Herzen all meinen Patientinnen – für euer Vertrauen, eure Geschichten und den Weg, den wir gemeinsam gehen dürfen. Ihr wart immer meine Inspiration und werdet es immer bleiben.

Anmerkungen

1. Understanding Endo – die Basics einer Krankheit mit vielen Gesichtern

1 Olive D. L., Pritts E. A. Treatment of Endometriosis. N Engl J Med. 2001 Jul 26; 345(4): 266–75.
2 Polak G., Banaszewska B., Filip M., Radwan M., Wdowiak A. Environmental Factors and Endometriosis. Int J Environ Res Public Health. 2021 Oct 20; 18(21): 11025.
3 Leyendecker G., Wildt L., Mall G. The pathophysiology of endometriosis and adenomyosis: tissue injury and repair. Arch Gynecol Obstet. 2009 Oct; 280(4): 529–38. Epub 2009 Jul 31.
4 Verkauf B. S. Incidence, symptoms, and signs of endometriosis in fertile and infertile women. J Fla Med Assoc. 1987 Sep; 74(9): 671–5.
5 Moen M. H., Halvorsen T. B. Histologic confirmation of endometriosis in different peritoneal lesions. Acta Obstet Gynecol Scand. 1992 Jul; 71(5): 337–42.
6 Signorile P. G., Baldi F., Bussani R., D'Armiento M., De Falco M., Boccellino M., Quagliuolo L., Baldi A. New evidence of the presence of endometriosis in the human fetus. Reprod Biomed Online. 2010 Jul; 21(1): 142–7. Epub 2010 Apr 4.
7 Sachedina A., Todd N. Dysmenorrhea, Endometriosis and Chronic Pelvic Pain in Adolescents. J Clin Res Pediatr Endocrinol. 2020 Feb 6; 12 (Suppl 1): 7–17.
8 Eskenazi B., Warner M. L. Epidemiology of endometriosis. Obstet Gynecol Clin North Am. 1997 Jun; 24 (2): 235–58.
9 Prescott J., Farland L. V., Tobias D. K., Gaskins A. J., Spiegelman D., Chavarro J. E., Rich-Edwards J. W., Barbieri R. L., Missmer S. A. A prospective cohort study of endometriosis and subse-

quent risk of infertility. Hum Reprod. 2016 Jul; 31 (7): 1475–82. Epub 2016 May 1.

10 Verkauf B. S. Incidence, symptoms, and signs of endometriosis in fertile and infertile women. J Fla Med Assoc. 1987 Sep; 74(9): 671–5.

11 Guo S. W. Recurrence of endometriosis and its control. Hum Reprod Update. 2009 Jul–Aug; 15 (4): 441–61. Epub 2009 Mar 11.

12 Abbott J., Hawe J., Hunter D., Holmes M., Finn P., Garry R. Laparoscopic excision of endometriosis: a randomized, placebo-controlled trial. Fertil Steril. 2004 Oct; 82 (4): 878–84.

13 Sutton C. J., Pooley A. S., Ewen S. P., Haines P. Follow-up report on a randomized controlled trial of laser laparoscopy in the treatment of pelvic pain associated with minimal to moderate endometriosis. Fertil Steril. 1997 Dec; 68 (6): 1070–4.

2. Endometriose undercover – die Symptome der Endometriose und häufige Fehldiagnosen

14 Chung M. K., Chung R. R., Gordon D., Jennings C. The evil twins of chronic pelvic pain syndrome: endometriosis and interstitial Zystitis. JSLS. 2002 Oct–Dec;.6 (4): 311–4.

15 Ramin-Wright A., Schwartz A. S. K., Geraedts K., Rauchfuss M., Wölfler M. M., Haeberlin F., von Orelli S., Eberhard M., Imthurn B., Imesch P., Fink D., Leeners B. Fatigue – a symptom in endometriosis. Hum Reprod. 2018 Aug 1; 33 (8): 1459–1465.

16 Holoch K. J., Lessey B. A. Endometriosis and infertility. Clin Obstet Gynecol. 2010 Jun; 53 (2): 429–38.

17 Oral E., Arici A., Olive D. L., Huszar G. Peritoneal fluid from women with moderate or severe endometriosis inhibits sperm motility: the role of seminal fluid components. Fertil Steril. 1996 Nov; 66 (5): 787–92.

18 Morcos R. N., Gibbons W. E., Findley W. E. Effect of peritoneal fluid on in vitro cleavage of 2-cell mouse embryos: possible role in infertility associated with endometriosis. Fertil Steril. 1985 Nov; 44 (5): 678–83.

19 Ota H., Igarashi S., Kato N., Tanaka T. Aberrant expression of glutathione peroxidase in eutopic and ectopic endometrium in endo-

metriosis and adenomyosis. Fertil Steril. 2000 Aug; 74 (2): 313–8.
20 Holoch K. J., Lessey B. A. Endometriosis and infertility. Clin Obstet Gynecol. 2010 Jun; 53 (2): 429–38.
21 Giudice L. C., Kao L. C. Endometriosis. Lancet. 2004 Nov 13–19; 364 (9447): 1789–99.
22 Levine H., Jørgensen N., Martino-Andrade A., Mendiola J., Weksler-Derri D., Jolles M., Pinotti R., Swan S. H. Temporal trends in sperm count: a systematic review and meta-regression analysis of samples collected globally in the 20th and 21st centuries. Hum Reprod Update. 2023 Mar 1; 29 (2): 157–176.

4. Auf dem Weg zur Besserung – Behandlungsstrategien und was du tun kannst

23 Nakamura M., Katsuki Y., Shibutani Y., Oikawa T. Dienogest, a synthetic steroid, suppresses both embryonic and tumor-cell-induced angiogenesis. Eur J Pharmacol. 1999 Dec 10; 386 (1): 33–40.
24 Schindler A. E. Dienogest in long-term treatment of endometriosis. Int J Womens Health. 2011; 3:175–84. Epub 2011 Jul 6.

5. Making it work – Endo im Alltag

25 Moen M. H., Rees M., Brincat M., Erel T., Gambacciani M., Lambrinoudaki I., Schenck-Gustafsson K., Tremollieres F., Vujovic S., Rozenberg S.; European Menopause and Andropause Society. EMAS position statement: Managing the menopause in women with a past history of endometriosis. Maturitas. 2010 Sep; 67 (1): 94–7.

Nachwort: Looking forward – was ich mir für dich wünsche

26 Simoens S., Dunselman G., Dirksen C., Hummelshoj L., Bokor A., Brandes I., Brodszky V., Canis M., Colombo G. L., DeLeire T., Falcone T., Graham B., Halis G., Horne A., Kanj O., Kjer J. J., Kristensen J., Lebovic D., Mueller M., Vigano P., Wullschleger M., D'Hooghe T. The burden of endometriosis: costs and quality of life of women with endometriosis and treated in referral centres.

Hum Reprod. 2012 May; 27 (5): 1292–9. Epub 2012 Mar 14. Erratum in: Hum Reprod. 2014 Sep; 29 (9): 2073.
27 Armour M., Lawson K., Wood A., Smith C. A., Abbott J. The cost of illness and economic burden of endometriosis and chronic pelvic pain in Australia: A national online survey. PLoS One. 2019 Oct 10; 14 (10): e0223316.